大是文化

U0144082

餐桌闢謠記

美國普渡大學食品工程專業博士、
美食紀錄片《舌尖上的中國 第二季》科學顧問

雲無心／著

關於食物的謠言與科學真相、
拆解商家「養生行銷」背後的邏輯，
做個享盡美味與健康的吃貨！

目錄

變成紅色的綠豆湯還能喝嗎？綠豆皮除了有葉綠素外，還有黃酮類物質，一旦氧化，顏色就會變深，但無毒無害。

第三篇：社群媒體上的以訛傳訛 155

海鮮跟維生素C一起吃會中毒？大腸水療能清腸排毒，改善便祕？番茄、香蕉、柿子、山楂、鳳梨、牛奶、蜂蜜、優酪乳、茶，不能空腹吃？喝豆漿不能配雞蛋、柿子和牛奶不能同時吃、痛風患者不能吃火鍋、男性豆漿喝多了，乳房會變大……這些社群媒體上的訊息是真是假？

第四篇：打著科學名號扭曲的糊弄 281

那些增強免疫力、調節免疫力的保健品、食品，可能更多的是

安慰劑效應。無糖食品可能不含糖，但含有更多的脂肪、糊精等，總熱量比有糖的更高。美國ＦＤＡ並不負責認證化妝品、醫用食品、保健食品和嬰兒配方奶粉，如果你看到某些產品宣稱相關的ＦＤＡ認證，基本可以判斷是假的。

後記

推薦序

人人都該充實自己的飲食知辨力

臺北醫學大學公共衛生博士／雷小玲營養師

民以食為天，而臺灣又是「美食天堂」，美食人人愛。我們不用每天吃藥，但飲食可是天天都需要的，所以「懂」吃絕對關係到人生的幸福。美食的安全與營養必須兼顧，吃得營養固然非常重要，但吃這件事情，我們應該先考慮安全再顧及營養。現代經常強調的許多營養素，是否有被過度誇大，或攝取的必要性，也需要重新考量。

尤其現代資訊發達，通訊軟體人人皆有，每天藉由各平臺及社群傳送的食品訊息不計其數，其中更有許多似是而非的訊息被廣發流傳，經常使得民眾無所適從，充滿擔心或過度焦慮，不只造成認知上的混淆與誤導，還會耽誤身體健康。

在生活中，本來就沒有完全零風險的事件，食品也是一樣。政府制定的相關管理方式及法規，以及各種添加物的安全劑量規定，這些都是以研究結果或科學數值為依據，所訂定出來的安全劑量標準。只要遵照標準使用，或控制食物攝取量，就能保證安全，並且讓大眾放心。

隨著食品科技的進步，我們除了能享受更多樣化的飲食，全球化也讓各國飲食文化密切交流，各種食品唾手可得，選擇也越來越多元。新時代的多元飲食下，要兼顧美味與健康，充實自己的飲食知辨力是絕對必要的！

在審閱本書的過程中，我深感作者的用心，作者在國外從事科學研究多年，也一直致力於研發工作，以嚴謹的態度解析現代食品問題。他將生活化的飲食疑慮或迷思，用科學與客觀的方式釐清來龍去脈，並搭配數據資料及邏輯推理，為大眾解答最關心的各種食安疑慮，一一破解各式各樣真假難辨的飲食資訊及都市傳說；提綱挈領又不藏私的從食品話題切入，提供大眾正確的食品安全及營養觀念，並清楚解析其中的原理及風險概念，好讀易懂，讓人忍不住想要一篇接著一篇看下去。

知識就是力量，這是一本兼具生活化及實用性的好書。在這個食品資訊氾濫的時代，這本實用好書能夠幫助民眾找回自己的健康飲食自主權，讓大眾擁有趨吉避凶的能力，同時明辨「食品真相」，強化自我保護。讓自己能吃得開心與放心，既快樂養生又輕鬆健康，本書絕對是熱愛美食、關心健康的人都應該擁有的生活必備手冊。

第一篇

謠言氾濫，
哪些可信？

01 有效日期的誤解

有效日期是消費者購買食品時非常在意的資訊。許多人把它當作安全保障，覺得沒過期就安全，過期了就有害。經常有人問「××類食品的有效日期是多長？」、「為什麼都是同一類食品，這個品牌的有效日期比那個品牌的長？」……。這些想法和問題，都是源於對有效日期的誤解。

有效日期是一個極常見的說法，類似的還有保存期限、消費期限、賞味期限等。這些說法在定義上有一定差異，不過日常生活中，消費者一般不做區分，都以有效日期稱之。

每一種食物都有多種屬性，比如外觀、顏色、口感、味道、安全性等。當我們說一種食品「合格」的時候，指的是它在各方面都符合要求，或者說，各方面都符怎麼辦？」

實際上，有效日期是告訴消費者「我保證這個產品是合格的」。如果不合格，廠商要被罰；如果造成消費者受害，廠商要賠償。但是，如果過了有效日期，產品出了問題，廠商就沒有責任了。這種情況下，有效日期相當於一個「免責條款」。

對於那些標示有效日期的食品，如果過期了還在賣，消費者覺得產品不好吃而不再買，是廠商的損失。

需要注意的是，「有效」的前提是遵循廠商的保存要求。否則，在有效日期內食品也可能變質，而廠商也沒有責任。比如：鮮奶有效日期兩週，是指在沒有開封且冷藏的前提下。如果已經開封或者放在室溫下，那麼鮮奶就可能加速變質，而廠商對此並沒有責任。再比如餅乾，在有效日期內不開封可以保持酥脆，但是如果開封，環境又比較潮溼，餅乾就會很快的受潮變軟，口感變差。這種情況下，也不能追究廠商的責任。

對廠商來說，有效日期並不是越長越好。有效日期過長，一方面可能給消費者「不新鮮」、「濫用防腐劑」等暗示，另一方面也可能增加產銷循環的不確定性。

一般而言，廠商是按照行業一般要求，或者跟經銷商確定一個需要的有效日期，研發人員再透過改進配方和生產技術來設計產品。產品會在設定的保存條件下保存（有時也會在某種「加速變質」的保存條件下保存），每隔一段時間研發人員會抽樣，測定各個關鍵指標。如果在選定的有效日期內，各個指標都可以接受，就用這個有效日期；如果有某個指標不能接受，就繼續改進配方或生產技術，直到有效日期內的各個指標都符合要求。

敲重點

「有效日期」是指在期限內，食品的任何方面都沒有發生明顯的變化，比如食品的風味、口感、安全性等。如果出了問題，廠商需要負責。而過了有效日期，也不意味著食品腐壞不能吃了。當然，有效日期內的食品也可能出現變質的現象。

02 食品添加物，擁抱還是遠離？

食品添加物是現代食品繞不開的話題——有人說「沒有食品添加物就沒有現代食品」，也有人質疑「即便安全，但我為什麼要吃它」，所以願意為了「無添加」多掏錢。

雖然大家對食品添加物這個詞耳熟能詳，但熟悉並不等於了解，很多人對它的認知只是道聽塗說、人云亦云。

不管在哪個國家，食品添加物的使用都受到明確的法律約束。在中國，食品添加物指為改善食品品質、色香味，以及為了防腐、保鮮和加工技藝而加入食品中的人工合成或者天然物質。只有出現在食品添加物名單上的物質，並且使用場合及用量符合規格標準，才可以使用[1]。一種新物質要想獲得食品添加物的身分，需要經過大量的研究、評估和審查，各行各業的專家都「沒有發現有害」並且「使用能對食品帶來好處」才能得到批准。批准後，如果有新的研究發現有害證據，也會被逐出名單。

食品的發展跟世界的發展同步。今天，我們能夠製作出前所未有多姿多采的食物，根本原因就在於我們能夠克服過去製作食品時遇到的困難。**而食品添加物，就是克服那些困難的有力助手。**一般來說，越是加工技藝複雜的食品，需要解決的問題就越多，可能用到的食品添加物種類也越多。下面是常見的食品添加物及其對應的需求：

- **防腐劑：**其作用是抑制細菌等微生物生長，如常見的亞硝酸鹽（Nitrites）。

如果沒有它，熟肉製品很容易產生肉毒桿菌，在悄無聲息中置人於死地。由於防

1 在臺灣，則指為食品著色、調味、防腐、漂白、乳化、增加香味、安定品質、促進發酵、增加稠度、強化營養、防止氧化或其他必要目的，加入、接觸於食品之單方或複方物質。使用範圍及限量皆須符合衛福部規定標準。

腐劑能殺死細菌，人們自然也就擔心它會危害健康。但實際上，亞硝酸鹽在水以及一些蔬菜中本來就存在，只要限制攝取量，人體就能夠處理它且不受其影響。而各國標準的嚴格限量，就是為了「既能達到防腐目標，又不會危害健康」。除了亞硝酸鹽，其他常用的防腐劑還有苯甲酸（Benzoic Acid）及苯甲酸鈉（Sodium Benzoate）、山梨酸（Sorbic Acid）與山梨酸鉀（Potassium Sorbate）等。

- **增稠劑：**這一類添加物是為了增加食物的黏度，改善食品的穩定性和口感。多數增稠劑是天然產物，比如洋菜粉（Agar Powder）和鹿角菜膠（Carrageenan）是從海藻中萃取的；明膠（Gelatin）是從動物的皮或者骨頭水解熬製而來；果膠（Pectin）是由橘皮和蘋果分離、純化，乾燥之後磨粉完成；阿拉伯膠（Gum Arabic）、關華豆膠（Guar Gum）、刺槐豆膠（Locust Bean Gum）等，都是從相應植物的種子中萃取而來；還有三仙膠（Xanthan Gum），是由微生物發酵得來。除了改善食品的口感，它們通常也是膳食纖維（明膠是蛋白質，和被人們鼓吹為「神奇保健食品」的阿膠〔由驢皮熬製而成〕並沒有本質差異）。
- **乳化劑：**它的作用是讓脂肪均勻分散到水中。很多乳化劑是合成的，但也有天然產物，比如卵磷脂（Lecithin）。飲料、冰淇淋甚至點心的良好口感，都有乳化劑的功勞。

• **色素：**色素用來改變食品顏色，有合成的也有天然的。天然色素比較貴且穩定性不好，合成色素則顏色鮮亮、穩定且便宜。人們總覺得色素使食品「不天然」，但在消費時，「顏值」又是選購的重要因素。其實，攝取少量的色素，即便是那些有爭議的人工色素，可能產生的風險也微乎其微。

其他常見的食品添加物還有酸度調節劑（Acidity Regulator）、抗氧化劑（Antioxidants）、消泡劑（Antifoam）、酶（Enzyme）、保水劑（Super Absorbent Polymer Materials）、甜味劑（Sweetener）等。

那既然無法避開食品添加物，該怎麼吃才不會危害健康？

任何物質的危害，都跟其攝取量有關。雖然合法的食品添加物在合法使用的前提下不會危害健康，不過會擔心違法使用會怎樣也是人之常情。

我只能說「違規使用，可能帶來危害」，所以食品需要得到有力監管，而且建議大家盡可能從正規管道購入食品以避免買到違規產品。

有人會問：「一種食品中的添加物不會過量攝取，但如果我同時吃多種食品，會不會加起來就超標了？」這種擔心大可不必。**食品中添加物允許添加的最大量，是假定正常人一天只吃這一種食品的量來制定的**。一天的飲食中，我們會選擇多種食品，而我們攝取一種食品的量必然不會太多，攝取的添加物量也不會超量，所以日常飲食攝取量一般不會超過安全上限。

多種食品添加物進入體內會不會互相作用，進而產生危害？這種可能性在邏輯上存在，不過有科學家對其做過深入的分析評估，結論是實際上極不可能發生。

敲重點

食品添加物可以延長食物的保存期，改善食物的口感和形態，但濫用食品添加物可能會危害健康。面對生活中的眾多選擇，我們需要做的是理性消費、健康飲食。

03 螢光劑會致癌嗎？

人們對螢光劑有著巨大的警戒心。比如清潔劑中的螢光劑，就被許多消費者和媒體當作「致癌物」。網路上出現過一段影片，顯示某品牌清潔劑在螢光劑檢測筆下顯示有螢光，配音聲稱「起碼要清洗一百次才能洗乾淨」、「很多癌症都跟螢光劑有關」。

在清潔劑中使用螢光劑不屬於「非法添加」，而是世界各國廣為接受的做法。中國現行的行業標準《清潔劑用螢光增白劑》（QB/T 2953—2023）中[2]，明確規定了衣物清潔劑中可以使用二苯乙烯基聯苯類（如CBS）[3]和雙三嗪胺基二苯乙

2 在臺灣法規中，明令禁止食器、尿布、衛生棉上含有可遷移性螢光劑。
3 一種新型螢光增白劑，目前效果最好且廣泛適用於洗衣精中。

烯類（如33#）[4]螢光增白劑。

二〇一一年，廣州越秀區人民法院判決過一起訴訟，原告指控某品牌的清潔劑中含有螢光增白劑，對健康造成危害。判決中引用了行業標準、專家意見、多國的相關機構對清潔劑中螢光劑的安全性文件等，最後駁回了原告的訴訟請求。

或許有人會疑惑，為什麼清潔劑中要加螢光增白劑？

大家可能會注意到，白色的衣服穿了一段時間，很容易泛黃。這種泛黃，是由於衣物不能有效的反射藍光所致，單純靠「洗乾淨」很難恢復。對於這樣的衣物，很多人穿在身上怕尷尬，扔了又捨不得。而螢光增白劑能夠吸收波長三百四十奈米到三百八十奈米的紫外光，再發射出波長四百奈米到四百五十奈米的藍光，從而彌補衣物本身反射不足的藍光，提高衣物的白度和亮度。

螢光增白劑的安全性評估

清潔劑中較常用的兩種螢光增白劑是33#和CBS。中國、日本和歐洲的一些國家都發布過安全評估報告。

安全評估分為「急性毒性」和「慢性毒性」。急性毒性以一次性下藥毒死一半動物的量（半數致死量，簡稱 LD_{50}）來衡量。33# 透過餵食的半數致死量大於每公斤體重五千毫克，透過皮膚給藥的半數致死量大於每公斤體重兩千毫克。這樣的半數致死量相當於無毒。慢性毒性是以在長期給藥條件下，「沒有觀察到有害影響」的量來衡量。在實驗中，雄性大鼠每天攝取每公斤體重五百二十四毫克，雌性大鼠每天攝取每公斤體重七百九十一毫克，也沒有觀察到有害影響。

生物體內的毒物動力學研究顯示，33# 在合成清潔劑水溶液中幾乎不會通過皮膚吸收，灌腸給藥後二十四小時內幾乎全部由糞便排泄。CBS 的結果也類似。

那麼清潔劑中的螢光增白劑有多少會被人體接觸到？基於最極端的假設，人體每天可能接觸到 33# 和 CBS 的總量小於每公斤體重三・〇二微克。這個量，大概只有大鼠實驗中「沒有觀察到有害影響」劑量的十萬分之一。這足以得出「螢光增白劑對消費者安全」的結論。

每次談到劑量與風險的關係，就會有人問：「怎麼知道廠商不會濫用呢？」其

4 屬於二苯乙烯型螢光增白劑，是品種和數量最多的一類，主要用於棉纖維、紙張和清潔劑。

實，廠商在使用螢光增白劑時，也需要考慮以下兩點：

- 螢光增白劑很貴，廠商捨不得多加。
- 螢光增白劑有「自限性」，加多了不僅不能增白，反而可能有反效果。

對於這樣的添加物，也就不需要限定或標出用量，世界各國都是如此。當然，市場上也有不添加螢光增白劑的清潔劑。

敲重點

使用螢光增白劑能提高衣物的白度和亮度，但廠商一般不會濫用螢光增白劑。螢光增白劑加與不加，取決於廠商的產品設計和行銷策略，不是說「不加就安全」或者「加了就有害」。

04 基因改造食品，福音還是災難？

「基因改造」是現代農業中影響最大，也是廣大民眾最關注的技術。長久以來，國內外消費者對於基因改造產品都抱以懷疑和抵觸的態度。基因改造食品，到底是人類的福音還是災難？既然有這麼大的爭議，為什麼還要發展它？

基因改造食品，是指製作食品的原料來自經過基因改造技術的作物。所謂「基因改造」，是透過現代生物技術，將一個物種的基因轉入另一個物種中，從而讓被改造的物種獲得本來不具有的特性。後來，又衍生出人為改變該物種自己的基因，讓它產生或者失去某種特性的方法，這種基因編輯的做法常被稱作「廣義的基因改造」。

不管是哪一種做法，都是「人為」而且「精準」的改變了一種作物的基因，讓它產生了有利於種植或者養殖的特性。比如較常見的「抗蟲基因改造」，讓農作物產生能夠殺死特定種類昆蟲的蛋白質，從而不需要農藥就避免了這些昆蟲破壞農作物；「耐除草劑基因改造」，則是轉入「耐除草劑基因」，能夠在噴灑除草劑之後，雜草被殺死而農作物則安然無恙；還有著名的「基因改造鮭魚」，則是透過轉入「快速生長基因」，讓鮭魚長得更快、更大。

對於民眾來說，提到基因改造，首先考慮的是其安全性。

基因改造只是一種技術，就像「紅燒」也只是一種烹飪方法——如同我們無法回答「紅燒是否安全」，基因改造技術也無所謂的「安全」。我們能夠討論的是「這一盤紅燒肉」是否安全。同樣，**對於基因改造，我們討論的也是「這種基因改造作物」是否安全。**

基因改造食品的安全性，是透過風險評估來確定的。簡單來說，就是評估基因改造實施的每一步，是否比原來的作物產生了額外的風險。首先，所轉的基因來源是否「清白」，比如來自玉米的基因一般是「清白的」，而花生的基因則可能因存在「花生過敏」的風險而被拒絕使用。其次，所轉的基因會產生什麼樣的產物，比如抗蟲基因Bt（Bacillus thuringiensis，蘇力菌的簡稱），產生的Bt蛋白能夠殺死鱗翅目昆蟲，而對人及其他動物並沒有影響。最後，還要考慮轉入基因後，對於物種本來的基因會不會產生影響，確認安全後才能夠被接受。經過了這一系列仔細的評估，**科學家們確定「跟原來的物種相比，這個基因改造作物不會存在額外的風險」，這個作物才會被確定為「安全」，而且這個結論只對這個作物有效**。每一個基因改造作物，都要進行這樣的評估。

其他的育種技術，比如雜交、輻射誘導突變、化學誘導突變、太空誘導突變等，也都是透過其他技術改變物種的基因。但是，它們都不需要進行安全評估，就直接認定為安全。所以有人說，基因改造作物的安全認定，遠比其他的育種技術要嚴格。

生態浩劫的幫凶？

透過基因改造產生了「自然界本不存在的物種」，有些物種還具有強大的能力，那這些物種的存在，會不會危害環境？比如：抗除草劑基因會促使產生「超級雜草」、抗蟲基因改造會出現「超級害蟲」、生長能力超強的基因改造動物進入自然界會破壞生態平衡……。

從理論上說，這些可能性是存在的。所以，基因改造作物要上市，除了評估安全性，還要評估單獨的環境安全性。

評估的基本理念跟安全性評估類似，也是從基因的「出身」開始，到每一步基因改造，再到植物的種植或者動物的養殖，以及後續的加工處理，一步一步評估可能對環境帶來的影響。**只有這些影響可預測、可控制，並且影響不比傳統作物大，該基因改造作物才能得到批准。**

至於說超級雜草或者超級害蟲的出現？的確有這樣的例子。不過需要注意的是，**即使沒有基因改造，使用農藥和除草劑也會使具有抗藥性的雜草和害蟲出現。**而基因改造是加劇還是延緩了它們的出現，就必須透過深入的評估來分析。不過，從美國大規模種植基因改造作物二十多年的歷史來看，經過嚴格評估的品種，在合理的種植模式下，對生態的影響要小於人們的預估。

可以說，民眾對基因改造作物以及基因改造食品的顧慮，科學家們也都想到了，並且確定「沒有問題」。基因改造技術帶來的好處——大大降低耕種成本、減少病蟲害以及雜草造成的產量損失等，對於增加農民收益、保障糧食安全等有著至關重要的意義[5]。

敲重點 基因改造技術可以降低耕種成本、減少病蟲害等。我們應該抱持公正的評價。

5 目前臺灣尚未核准任何基改作物的商業化種植，但只要通過我國基因改造食品原料查驗登記許可，仍可進口。

05 被人刻意催熟的蔬果

對於蔬果催熟，許多人一直心存疑慮，比如網路上流傳著「番茄多是催熟的，吃了對身體不好」之類的謠言，還煞有其事的列出一些識別催熟的小竅門。

在植物的正常生長中會產生一種物質——乙烯（Ethylene），它是植物自己產生的「生產信號」，調節著植物的生長和成熟進程。如果我們在植物自己還沒有產生乙烯之前，人為的施以乙烯，植物就會做出反應——加速生長和成熟。

所謂的「催熟劑」就是一種乙烯產品，只不過因為乙烯是氣體，使用起來不方便，所以就發明了液體形態的乙烯，叫「乙烯利」（Ethephon）。它可以很方便的噴灑到植物上，然後釋放乙烯，達到加速植物生長和成熟的效果。

這種催熟技術已在農業上使用了近百年，且在世界各國廣泛使用，尤其是熱帶

水果，比如香蕉、芒果。

因為如果「樹熟」的話，水果很快就壞掉了，無法保存和運輸。有了催熟技術，我們就可以在水果成熟前採摘，控制儲存環境進行長時間保存，等到銷售前，再使用乙烯利啟動它們的成熟過程，這樣就可以在其他季節或者遠離產地的地方吃到香甜的水果。

番茄的催熟也是這個原理。

許多人之所以要鑑別「番茄是否被人工催熟」，是認為「吃了催熟的番茄對身體不好」。但這完全是臆測。

催熟只是提前啟動了植物的成熟過程。**植物體內發生的所有生理過程，跟自然成熟時是一樣的**。自然成熟時植物合成的物質，催熟時也會合成；自然成熟時不存在的物質，催熟時也不會有。也就是說，催熟並不會產生什麼有毒有害物質，自然也就談不上吃了對身體不好。

當然，由於生長期以及光照時間等因素的影響，催熟的蔬果可能在某些物質的含量上跟自然成熟的有所不同，但這一含量差異對於蔬果的整體營養並無影響。

催熟劑殘留有害嗎？

許多人認為催熟蔬果有害的另一個理由，是農民會濫用催熟劑導致殘留超標。乙烯利作為一種化學物質，跟食鹽、白酒、醋等一樣，大量食用也會危害健康。但是，蔬果上的殘留不太可能達到有害健康的量。

中國國家標準《食品安全國家標準食品中農藥最大殘留限量》（GB 2763—2019）中指出，乙烯利的安全攝取量為每天每公斤體重〇．〇五毫克，在番茄中的殘留量限制為每公斤兩毫克[6]。假設一個成年人的體重為六十公斤，那麼他每天的乙烯利安全攝取量為三毫克。也就是說，如果他每天吃到的乙烯利不超過三毫克（食用番茄不超過一．五公斤），對身體健康也不會有影響。

網路上流傳著關於如何分辨催熟番茄的小竅門：「形狀不圓、有尖尖角；果蒂發青，摸起來很硬；果肉是綠色的……這種番茄很有可能是被人工催熟的。」

其實，這些小竅門並不可靠。番茄的品種很多，有本身就有尖尖角的，也有成熟了也很硬的。即便不使用乙烯利，同一個品種自然生長，也可能由於施肥、光照、溫度等因素，出現一些「不同尋常」的個體。所以，按照所謂的小竅門去分辨番茄是否催熟，不可靠，也沒有必要。

敲重點

關於對催熟劑濫用問題的擔憂完全沒有必要。首先，乙烯利是需要花錢購買的，並不便宜，多用只會浪費錢。其次，乙烯利使用過量會導致植物成熟過快而腐爛變質，濫用的結果得不償失。最後，乙烯利很容易溶解於水中，即便蔬果上有殘留，清洗之後也就去除了。

6 根據衛福部食藥署規定，催熟劑殘留量不能超過每公斤一毫克。

06 遭受抨擊的調理包

調理包本身已經存在很多年了，比如綠皮火車時代[7]風靡鐵道線的德州扒雞[8]、遍布全國的連鎖速食……不過，它們從來沒有像今天這樣被口誅筆伐，以致多地的教育部門發布公告「禁止調理包進校園」[9]。

對於調理包的定義，大家的理解其實並不相同。

調理包到底是什麼，目前還沒有權威性的法規定義，只有一些團體標準。其中影響力比較大的是中國烹飪協會發布的《調理包》（T/CCA 024—2022）中對調理包的定義，「以一種或者多種農產品為主要原料，運用標準化流水作業，預先加工（如分切、攪拌、醃製、滾揉、成型、調味等）和／或預先烹飪（如炒、炸、烤、煮、蒸等）製成，並經過包裝的成品或者半成品菜餚」[10]。基於這個定義，調理包又被分為即食／即熱調理包、冷凍料理包以及冷凍生鮮。比如德州扒雞屬於即食調理包，一般料理包屬於即熱調理包，連鎖速食店的半成品薯條和燒烤店的冷凍肉串屬於冷凍料理包，而超市裡的雞胸肉或者切好的肉絲，則屬於冷凍生鮮。

不過，團體標準並不是強制性法規，缺乏權威性。由於缺乏統一明確的定義，不同的人也就按照自己的理解，去支持或者抨擊調理包。

調理包之所以會被推上風口浪尖，是因為「調理包進校園」的話題。在強烈反對調理包進校園的家長心中，調理包是「三無[11]工廠」用劣質原料，加入大量防腐劑製作出來，長時間存放的料理包。

但在連鎖餐飲店看來，調理包是中央廚房製作的半成品，運送到門市，進行最

7 約指一九九〇年前。

8 德州五香脫骨扒雞，是中國山東省德州市的美食。

9 中國二〇二三年二月開始推廣調理包產業，九月就在江蘇發生學生餐冷凍牛柳疑似過期的烏龍事件。

10 依食藥署〈食品安全衛生管理法〉第五、二十二、二十五之一條規定，業者須檢視所販售的產品是否屬於散裝食品定義，反之則屬於包裝食品。包裝食品需要符合標示規範並自行把關及送驗。

11 中國對違反法律中有關產品品質安全標準規定的產品或廠商的通俗稱呼，例如無生產日期、無生產廠商、無生產地址，即可稱為「三無」。「三」在此是約數。

後一步加工就可以上菜的半成品。

而在燒烤店、火鍋店看來，調理包是切好、醃好並冷凍保存的食材，拿出來解凍就可以烹製。

每個人都義正詞嚴的認為自己是正確的，但實際上是在各說各話、爭論不同的東西。

按照中國烹飪協會的團體標準定義，調理包其實涵蓋了從初級處理的生鮮食材到包裝食品的整個食品生產過程。也就是說，調理包是把從生鮮食材到食物上桌整個過程中需要做的事，切分出來另外完成，最後提供給完成烹飪的人。例如，把一條魚殺死、去鰓、去鱗、去內臟，裝好銷售，是「冷凍生鮮」；如果進一步把魚切成片，醃好，並搭配上其他調味料，廚師拿到以後可以直接下鍋做酸菜魚，是「冷凍料理包」；如果是做好酸菜魚，裝起來冷凍，只需要打開加熱即可，就是「即熱調理包」。

調理包細化了食品加工的產業分工，增加了產業中的自動化和規模化，減少了「最後一步」的人力與時間。這是傳統餐飲行業和現代食品加工業互相影響的結果，能夠大大提高食品製作的效率，也便於政府部門監管。

調理包到底能不能吃？

不管是哪一種類型的調理包，只要符合規範，安全、營養都沒有問題。而一種調理包是否成功，關鍵在於與現做菜的接近程度，或者說還原度。如果還原度足夠高，消費者從風味口感上都難以分辨出是「調理」還是「現做」，是不是調理包又有什麼關係？比如連鎖速食店的炸薯條、漢堡，會有人覺得是「半成品調理包」而拒絕嗎？

不同的菜餚有不同的特點，適合的預先烹調程度也不同。超過了適合的預先烹調程度，菜餚的色香味將大打折扣，消費者就不會接受了。對於不同的菜餚，選擇合適的預先烹調程度，不僅可以獲得足夠好的風味口感，還方便快捷。比如清蒸魚，最多只能處理到冷凍生鮮，再進一步就很難好吃了；而酸菜魚，就可以烹調成冷凍料理包，拿來就下鍋，不只方便，風味口感也能得到保障；佛跳牆、梅干扣肉與粉蒸排骨，烹調到「即熱」也可以；而德州扒雞、醬牛肉，烹調到「即食」也沒什麼問題。

簡而言之，調理還是現做，只是食品製作的分工方式。**對於食客來說，關注點**

應該是食物的安全、營養、風味、價格、便捷度。加工合理、符合規範的調理包，完全可以在實惠又便捷的同時，保證安全營養，並且美味。

敲重點

不管是哪一種類型的調理包，只要符合規範，安全、營養都沒有問題。調理包，不是用來替代現做菜，而是對食品加工方式的補充與擴展。

07 白米不需要打蠟

網路上有一段影片，展示了如何分辨「打蠟白米」：在米中倒入開水，五分鐘後，如果水面出現一些油狀物，則說明白米打了蠟。就影片而言，我們無法判斷這是真實的實驗還是製造出來的實驗現象。但是從理論上，「打蠟白米」是可能存在的。我們先從白米拋光說起。

白米是稻穀脫殼的產物。如果只是脫去了殼，得到的就是糙米。糙米的表面還有一層皮，富含膳食纖維，口感較硬。把這層纖維去掉，就得到了精米。這樣得到的精米會帶有一些糠末，所以洗米的時候可以看到洗米水是混濁的。在現代糧食加工中，會把這層糠粉也去掉，並且透過互相摩擦使白米表面拋光，增加白米表面的光潔度。拋光之後，還要經過篩選去掉形態不好的米粒。透過這樣處理的白米不容易變質，有利於運輸和保存。

很多白米經過兩次拋光和篩選，外形美觀、均一，食用時不需要再淘洗。但是，這樣加工之後基本上只剩下了稻米的胚乳（Endosperm）部分，而膳食纖維、維生素和礦物質豐富的表皮則被去掉了。

作為商品，白米的品質多取決於外觀和口感。拋光提高了品質，付出了營養損失的代價。但是，多數消費者更喜歡拋光的白米，所以目前市場上的白米大多數是經過拋光的。

而拋光跟打蠟會扯上關係是因為有些白米儲存時間過久而變成了陳米，甚至開始發霉。這樣的米能被消費者輕易識別，自然也就賣不出去。但是，如果把它們也進行拋光處理，外表看起來就和新米一樣了。

正常的拋光處理是加入適量的水。為了拋光效果更好，有的廠商會加一些礦物油或者蠟。這些物質的加入，會使白米被拋得更「光亮」，也就產生了一般所說的「打蠟白米」。

打蠟是否安全，取決於所打的「蠟」是什麼。如果是食品級的油或者蠟，並不見得會危害健康。

但是，**即便是不危害健康的蠟，也依然是違法的。**

正常的白米不需要打蠟，也不需要添加任何其他成分。白米打蠟的目的，是為了把陳米、劣質米偽裝成好米的樣子濫竽充數。其目的不純，所以不管使用的添加物是否安全，都是非法行為。

其實白米打蠟曾經是合法的。

表面打蠟在現代食品中是一種有價值的做法，專業說法是「塗層」，比如在一些水果和糖果的表面覆蓋一層食用蠟的薄膜，可以阻止微生物入侵、阻隔水分流失，從而延長有效日期。

在《食品添加物使用標準》（GB 2760—2011）中，幾丁聚醣（Chitosan）的使用範圍中曾包括白米。幾丁聚醣是從蝦、蟹等動物的殼中萃取的一種多醣，是一種可溶性膳食纖維，可用於保持健康，甚至被製成保健食品銷售。

用幾丁聚醣來給白米打蠟沒有食品安全風險，有助於增加白米的「顏值」，延長有效日期，但是這些好處並沒有多大價值，正常保存的白米已經有足夠長的有效日期。「打蠟」、「塗層」反倒為不法商販提供了機會，食品行業的專家普遍對此持反對態度。在現行的《食品添加物使用標準》（GB 2760—2014）中，「白米塗層」已被取消。二〇一一版中可以用於白米的另外兩種食品添加物——磷酸澱粉（Monostarch Phosphate）和二醋酸鈉（Sodium Diacetate），也都因為「無加工必要性」而從白米應用中被取消。這不是因為它們存在安全問題，而是被認為沒有使用的必要性。

最後，我們又該如何避免落入買米的陷阱？

市場上有各式各樣的米，價格相差巨大。對於消費者來說，除了價格，更擔心的是買到「變質翻新」的白米。

其實，大可不必那麼擔心。首先，市場上有許多正規管道，都銷售貨真價實的白米。只要去正規超市、糧商，購買主流品牌的白米，就很難遇到弄虛作假的白米。其次，**白米的陳化變質伴隨著風味口感的下降，這種下降是無法透過「翻新」來明顯改變的**。所以，只要是「口感好」的白米，基本上不會是翻新的劣質白米。

敲重點

根據現行標準，白米中不允許使用任何食品添加物。白米打蠟，不管用什麼蠟，都是違法的！從正規管道買來的白米，只要妥善保存，都能吃得安心。

08 瘦肉精標準，各國大不同

說起吃肉，許多人就會想到「瘦肉精」。在多年前，中國還曾出現過養殖場非法使用瘦肉精，導致消費者中毒的報導。

但有意思的是，在美國的肉類生產中，是可以合法使用瘦肉精的。

實際上，「瘦肉精」是一個統稱，並不特指一種具體的物質，就像「代糖」是統稱，也不特指一種具體的物質一樣。任何能夠替代糖產生甜味的物質就被稱為「代糖」，不同的代糖之間存在巨大差異。以此類推，任何能夠抑制動物脂肪生成，促進瘦肉生長的東西都可以稱為「瘦肉精」。目前已知的瘦肉精有很多種，多數的確對人體有害，所以幾乎被所有國家禁止使用。

瘦肉精的好處是顯而易見的，它可以減少動物脂肪，增加瘦肉量，而且明顯縮短豬的生長週期。所以，儘管多數瘦肉精因為對人體有害而被禁用，但科學家還是孜孜不倦的研究。

萊克多巴胺（Ractopamine）的出現讓人們看到了曙光。科學家研究了萊克多巴胺對鼠、狗、豬、猴子等動物的影響：

- 檢測萊克多巴胺在動物體內的吸收排泄情況，讓實驗動物攝取不同的量，然後檢測其排泄物中的量。科學家發現萊克多巴胺不在體內蓄積，排出的時間很短。換句話說，即使有毒性也不會累積。
- 追蹤萊克多巴胺在體內的代謝情況，利用同位素（Isotope，質子數相同但中子數不同的原子）追蹤，確定萊克多巴胺進入體內後去了哪裡、變成了什麼，如何被排出體外。
- 研究各種致病情況。餵給實驗動物不同的量，檢測短期和長期的健康狀況，最後確定萊克多巴胺的安全用量。

這些研究是基於動物實驗，在人體中是否如此，還有必要進行驗證。曾有六位志願者作為受試者，證實萊克多巴胺在人體中的代謝情況跟動物一致。基於此，科學家認為用動物實驗的結果，來推測其在人體中的表現是合理的。

各國待遇大不同

考慮到人與人之間的個體差異，把試驗得到的「安全劑量」除以五十（安全係數），作為針對民眾的安全劑量。

- **美國：**基於這樣的計算，美國食品藥物管理局（ＦＤＡ）認為人們每天可接受的萊克多巴胺攝取量是每公斤體重一．二五微克。根據這個安全攝取量，他們規定牛肉和豬肉中允許的萊克多巴胺殘留量，分別是每公斤三十微克和每公斤五十微克。在這個殘留量下，一個體重為五十公斤的人每天吃一千兩百五十公克豬肉，或者兩千公克牛肉都是很安全的。
- **加拿大：**加拿大和世界衛生組織（ＷＨＯ）設定的標準較高一些，豬肉中的允許殘留量是每公斤四十微克。

- **中國：**中國的食品監管部門也評估過萊克多巴胺的影響，最後考慮內臟中的殘留量比較高，而內臟在中國消費者中又比較受歡迎，最後沒有批准萊克多巴胺的使用。
- **臺灣：**目前因農委會將萊克多巴胺列為禁藥，因此國產及進口肉品均不得檢出該成分[12]。
- **其他：**聯合國糧農組織設定的標準是每公斤十微克。歐盟的許多國家認為六個人的試驗還是不夠充分，所以沒有批准使用。

12 二〇二一年一月一日起，臺灣開放含萊克多巴胺的美國豬肉進口，三十月齡以上的美國牛肉也在開放名單之列。美國牛肌肉的萊劑殘留容許值為〇．〇一百萬分點（ppm），其餘部位未開放；美國豬的肝腎萊劑殘留容許值為〇．〇四百萬分點，其餘部位則是〇．〇一百萬分點。

敲重點

在中國，任何瘦肉精都是非法的。即便是從美國進口的「符合美國標準」的豬肉，也不能檢出瘦肉精殘留。

09 火腿腸是用下等肉做的？

路邊攤的烤腸，好吃且價格低廉，吸引著許多消費者。不過，網路上也流傳著關於火腿腸[13]成分的種種傳說，讓人們倍感焦慮。

網路上傳說路邊的烤腸「想要吃到牛肉或者豬肉，基本上是不可能的」，而火腿腸的主料是雞胸肉、雞皮、鴨皮、增香物質、防腐劑，以及降低成本的填充劑——澱粉，有的廠商還可能會用到狐狸肉等。

火腿腸產品，中國有推薦標準《火腿腸》（GB/T 20712—2006），正規的火腿腸生產企業都會遵循該標準。其中對火腿腸的定義是「以鮮或凍畜肉、禽肉、魚肉

13 臺灣並無販售火腿腸，其口感類似熱狗。

為主要原料，經醃製、攪拌、斬拌（或乳化）、灌入塑膠腸衣，經高溫殺菌製成的肉類灌腸製品」。

也就是說，使用雞胸肉、雞皮、鴨皮製作火腿腸並不違反推薦標準。即便真的有廠商用狐狸肉，如果是養殖的且經過檢疫，也是符合規定的。

至於使用澱粉，即使是在特級火腿腸中，也是允許的。

火腿腸的主要成分是水，含量一般可達六〇％甚至更高。也就是說，兩根完全合格的普通級火腿腸（一百公克），如果含有十公克蛋白質、十公克澱粉和十五公克脂肪，是完全正常的。而且不管蛋白質和脂肪來源於豬肉、雞肉還是雞皮，都是符合推薦標準的。

對於火腿腸這樣的產品，不管是「好肉」還是「下等肉」，都要絞成泥，混入其他原料之後才成型。所謂的「下等肉」，比如肉製品切割中的邊角料，絞成泥之後跟「好肉」的差別並不明顯。只要在屠宰、切割、加工過程中遵守衛生規定，最後對火腿腸的安全、營養、口味就不會有顯著影響。因為這些低價原料的使用，使得火腿腸的成本大為下降，最終以便宜的價格賣到消費者手中。對於想要「經濟實惠」的消費者，也是一個不錯的選擇。

對於想要「高檔火腿腸」的消費者，可選擇「無澱粉級」產品。

火腿腸有可能完全不含肉？

網路上還經常看到這樣的說法：「有些火腿腸中根本沒有任何肉類成分，是用一些植物蛋白及色素、香精等製成的。」

從技術上，用「植物蛋白以及色素、香精」來模擬肉是可行的。近些年來，隨著食品加工技術的發展，用植物蛋白來模擬肉的口感，用調味料來模擬肉的風味，這類技術已經被廣泛應用。

從法規角度來說，前面提到的國家標準是一個建議標準，並不要求生產企業必須執行。尤其是很多烤腸並不是火腿腸，而是澱粉腸或者澱粉肉腸。中國並沒有為澱粉腸或者澱粉肉腸制定標準，所以企業也可以按照自己的配方去設計產品。比如市場上有些腸類產品，蛋白質含量只有五%，而澱粉含量可達三五%，這確實是「澱粉」腸了。

敲重點

使用雞胸肉、雞皮、鴨皮製作火腿腸並不違反標準；火腿腸中含澱粉，也是非常正常的！想要透過火腿腸攝取「純肉」，你真的想太多了！

10 吃隔夜菜的風險

網路上有些影片很嚇人。比如一位胡女士總是一次做兩天的飯菜（且主要是素菜），每次要吃的時候再拿出來加熱一下，結果體檢發現是重度貧血，究其原因竟是長期吃隔夜菜惹的禍。影片中醫生解釋，長時間烹飪會導致食物中的葉酸和維生素 B_{12} 被高溫破壞，易患上巨芽球性貧血（Megaloblastic Anemia），因此最好不要食用二次加熱的食物或隔夜菜。

有病例、有醫生的「專家解讀」，「隔夜菜吃出重度貧血」這件事看起來「無可辯駁」。

影片中展示了胡女士的檢查結果：重度貧血，缺乏葉酸與維生素 B_{12}。而缺乏葉酸或者維生素 B_{12} 可能導致巨芽球性貧血，所以醫生得出胡女士的貧血是因為缺

乏葉酸和維生素 B_{12}，看似有理有據。

因為胡女士的體內缺乏葉酸、維生素 B_{12}，同時胡女士長期吃隔夜菜，於是醫生把後者作為前者的原因，並給出「長時間烹飪會導致食物中的葉酸和維生素 B_{12} 被高溫破壞」的解釋。

但這個歸因和解釋並不合理。影片中說胡女士「總是一次做兩天的飯菜」，也就是說兩天中還是有一天吃的是「新鮮飯菜」。這相對於很多經常吃速食、外賣、泡麵的人來說，吃「健康食物」的頻率已經不算低了。

而且，胡女士的隔夜菜是「要吃的時候再拿出來加熱一下」，也就是說第二次的加熱並不是「長時間烹飪」。跟第一次烹飪時的加熱相比，隔夜之後的熱一下談不上高溫，也談不上長時間。

所以把隔夜菜解讀為長時間烹飪，並非事實。

胡女士缺乏葉酸與維生素 B_{12} 是事實。但體內缺乏葉酸和維生素 B_{12} 的原因有很多，食物中的含量不夠只是原因之一。

從影片中，我們無法得知胡女士是否存在導致缺乏葉酸、維生素 B_{12} 的其他原因。這裡，只討論她的飲食原因。

葉酸在食物中廣泛存在，綠葉蔬菜、豆製品、動物肝臟、瘦肉、蛋類等都富含葉酸。但是，食物中本就存在的葉酸不夠穩定，在烹飪加工中容易被破壞。如果從食物中攝取葉酸，需要依靠多樣化且大量的食物，使得經過烹飪破壞之後還有足夠的葉酸「倖存」。如果食物中的葉酸含量本來就有限，經過一次烹飪後就破壞得差不多了，有沒有隔夜之後再加熱也就無關緊要了。

維生素 B_{12} 基本上只存在於動物性食物中，包括肉、蛋、奶等。天然的植物性食物基本上不包含維生素 B_{12}。影片中提到，胡女士的飲食中缺乏肉類，即胡女士的飲食本來就存在缺乏維生素 B_{12} 的可能性，跟隔夜並沒有什麼關係。

簡而言之，胡女士缺乏葉酸和維生素 B_{12}，主要是飲食不均衡造成的，隔夜只是被拉來做了替罪羊。

隔夜菜能吃嗎？

關於隔夜菜的傳說很多，常見的是「隔夜菜會產生亞硝酸鹽」、「隔夜菜會滋生細菌」。

從理論上來說，這兩種情況都可能發生。但**就食品安全來說，要考慮到「量」才有意義。**

江蘇省食品安全委員會專家曾對亞硝酸鹽做過大量的研究，其中最關鍵的有以下兩點：

- 攝氏二十五度儲存二十四小時：即便是最容易產生亞硝酸鹽的葉菜類（以炒青江菜、炒菠菜、炒芹菜、炒小白菜、炒茼蒿這五種為例），在攝氏二十五度儲存二十四小時，都沒有產生足以導致人體中毒的亞硝酸鹽，可以放心食用。如果是在冰箱攝氏四度以下儲存，就更沒有問題。
- 攝氏二十五度儲存三．五天及攝氏四度儲存七天：肉類食物在儲存中不容易產生亞硝酸鹽，但可能產生細菌以及食物腐敗。以紅燒肉進行實驗，在攝氏二十五度條件下儲存三．五天，或者以攝氏四度的條件下儲存七天，依然能夠安全食用。

敲重點

新鮮的食物最好，所以建議大家盡可能現做現吃。但是因為種種原因，總有一些時候會有剩菜剩飯，只要妥善保存，隔夜時間長一點也是可以安全食用的。

11 餐具的材質

金銀是富貴的象徵，但中國又有「吞金自殺」、「銀針試毒」的故事。於是有讀者問：「用金銀製作的餐具，會讓人中毒嗎？」、「現在含鋁添加物已經被嚴格控制使用，那麼鋁製餐具會導致鋁攝取量超標嗎？」

雖然「吞金自殺」這個說法在中國影響深遠，但這裡的「金」是否真的指黃金、是否真的有人吞金自殺，也是眾說紛紜，沒有定論。能夠肯定的是，黃金非常穩定，一般的強酸、強鹼、腐蝕性的鹽，對它都無能為力。

實際上，金箔可以作為食品添加物使用。在聯合國糧食及農業組織（Food and Agriculture Organization of the United Nations，簡稱 FAO）和世界衛生組織食品添加物聯合專家委員會（Joint FAO/WHO Expert Committee on Food Additives，簡稱

JECFA）的列表中，金可以作為色素使用，且沒有規定攝取限量。

前些年，有企業推出「金箔酒」，引起了民眾的巨大關注，中國監管部門還曾經向社會發布了是否批准金箔酒的草案。但現行的食品添加物使用標準並沒有列入金箔，所以不可以在中國使用[14]。

作為餐具，不管是全金還是鍍金，在各種使用條件下都不會溶到食物中，自然也不會影響健康。

既然金器沒問題，銀器也可以依此類推嗎？

「銀針試毒」在古裝劇中是一種常見的橋段，其原理其實是個誤會。古代的毒藥一般是砒霜，砒霜本身是不會讓銀針變黑的。但是古代的砒霜生產技術比較落後，雜質很多，往往含有一些硫化物。硫化物能與銀反應生成硫化銀，從而使銀針變黑。對於不含硫的毒藥或者高純度的砒霜，銀針是不會變黑的。

在食品中，銀的情況跟金類似。因其穩定性高，很難溶解，也不會被人體吸收，所以很難影響健康。但銀在中國也沒有被批准作為食品添加物使用。

14 根據食安法規定，金箔使用在食品、酒品、飲料中，須取得許可證後，才可製造、進口。

與金製餐具不同的是，如果食物中含硫，那麼銀製餐具可能變黑。比如雞蛋在煮熟的過程中就可能釋放出硫。這不會影響健康，但會大大影響視覺感受。

一些銀製餐具的推崇者宣稱銀器具有「殺菌消毒」的作用。銀離子的確具有殺菌消毒的功效。不過，銀器跟銀離子是兩回事。銀器中的銀是以單質（Elementary Substance，由同一種元素的原子組成的純淨物）形式存在，化學性質很穩定。在烹飪和盛裝食物的過程中很難反應變成銀離子，更不用說達到有效殺菌需要的濃度了。實際上，如果銀器能轉化出有效殺菌的銀離子，那麼其安全性反而就需要重新評估了。

簡而言之，銀製餐具可以放心食用，但不要指望它能夠「殺菌消毒」。

鋁製餐具應注意使用方法

跟金銀不同的是，鋁是一種活性相當大的元素，在自然界廣泛存在。此外，一些添加物也可能含有鋁離子。

鋁不是人體需要的金屬，攝取過多可能損害神經系統，增加罹患帕金森氏症

（Parkinson's Disease）的風險。對於單質形式的鋁，ＪＥＣＦＡ制定的攝取限量是每週每公斤體重七毫克；而對於食品添加物中的鋁，ＪＥＣＦＡ的標準是每週每公斤體重兩毫克。

鋁製餐具是單質鋁，幾乎不會溶於水進入食物。它需要變成鋁離子才能遷移到食品中，因此應該採用食品添加物的標準——對於一個體重為六十公斤的人，常年每天攝取量不超過十七毫克，不會增加健康風險。跟這個量比起來，從鋁製餐具中遷移出來的量是很小的。

不過，鋁的來源不僅是餐具，更重要的是天然食物，或者某些食品添加物。比方說，**中性食品很難從鋁製餐具中溶解出鋁離子來，但酸性飲料長期盛裝在鋁製餐具中會溶解更多的鋁**，應盡量避免。

實際上，一般的鋁製餐具都經過了「鈍化」。單質鋁活性較大，容易被氧化，氧化之後就在表面形成一層氧化鋁。氧化鋁很堅硬，耐磨、耐酸的能力都大大提高了，就更不容易溶出鋁離子。

不過，這並不意味著可以隨便使用鋁製餐具。在使用鋁製餐具時還應注意以下三點：

- 避免用鋼絲球或者鐵鏟劃傷鋁表面。
- 不要用來煮酸性較強的食物，比如酸菜魚、酸辣粉[15]等。
- 不要長期盛裝酸性較強的食物，比如酸菜、果汁、醋等。

敲重點

作為餐具，不管是鍍金、銀製還是鋁製，只要正確使用，都對健康無虞。當然，也不要指望它能夠殺菌消毒或者有其他功效。

15 流行於中國南方的一種小吃，主要由番薯粉組成。

12 隔夜茶、隔夜水能不能喝？

隨著人們對自身健康的關注，健康飲料越來越受歡迎，喝茶的人也越來越多。在關於茶的各種傳說中，有一條是「隔夜茶不能喝」，在網路上也很容易搜出各種不能喝的理由。然而，這些理由可靠嗎？

■理由一：隔夜茶會生成「茶銹」

「茶銹是茶多酚類（Tea Polyphenols）物質在空氣和水中氧化成棕色的膠狀物」、「茶銹中含有鉛、鐵、砷、汞等物質」、「茶銹進入人體，與食物中的蛋白質、脂肪和維生素等結合、沉澱，會阻礙營養物質的吸收和消化」。

這些說法純屬無稽之談。茶中富含茶多酚，茶多酚容易被氧化，氧化後會使茶水顏色變深。所謂「棕色的膠狀物」其實一般只在紅茶中才能形成，業內稱之為「茶乳（Tea Cream）」。這種膠狀物是茶黃素（Theaflavin）與咖啡因的結合產物，其溶解度極易受溫度影響，茶水涼下來後可能因過飽和而析出。實際上，**「茶乳」的出現需要茶水中含有大量的茶黃素，而其也被視為優質紅茶的特徵**。

至於重金屬，無論如何放、放多久，都不能憑空產生，只能來源於水和茶葉。只要水和茶葉都是合格的，那麼不管茶水如何隔夜，都不會產生重金屬。至於茶銹進入人體後產生的危害，也就更無從談起。

■理由二：隔夜茶中的維生素幾乎完全損失

從茶樹上採下來的鮮葉，確實含有一些維生素，但是經過加工乾燥等步驟，這些維生素早就損失得差不多了。也就是說，**茶水中本來就幾乎沒有維生素**，隔夜茶中也就無所謂損不損失了。而且，即便真的損失了維生素，也不會產生有害物質，並不能得出不能喝的結論。

■理由三：隔夜茶會滋生大量細菌

這項理由在理論上是合理的，任何食物（包括飲料）在常溫下長時間放置都有可能滋生細菌。

但對於茶水而言，茶葉中的細菌本來就很少，經過熱水沖泡，細菌就更少了。茶水中的營養成分很少，並不是細菌生長的理想環境。即便是放在常溫下十幾個小時（所謂「隔夜」），也不會滋生大量細菌。如果是放在冰箱裡，就更沒有問題。

■理由四：隔夜茶會產生亞硝胺

亞硝胺是一種致癌物，由亞硝酸鹽和胺類反應產生。要生成它，需要有硝酸鹽並且在細菌大量生長的條件下，才能把硝酸鹽轉化成亞硝酸鹽。在茶水中，硝酸鹽的含量本來就很少，也缺乏轉化成亞硝胺的反應條件。所謂的「生成亞硝胺」，只是一種想像。

大家可能會關心：隔夜茶發生了什麼變化，這些變化會不會導致其他危害？茶水的營養成分含量很低，一般說的「功效成分」主要是茶多酚和咖啡因。茶多酚很容易被氧化，變成茶黃素、茶紅素（Thearubigins）等物質，從而使茶水顏色變深，所以茶水在存放過程中顏色變深是很正常的。而這些氧化產物並沒有危害，如果在實驗室測試抗氧化能力，茶黃素甚至還要強一些。

除了隔夜茶不能喝，網路上還有許多「隔夜水不能喝」的說法。如果是一杯潔淨的飲用水，那麼其中的細菌會非常少，水中也沒有什麼營養成分，並不適合細菌生長，即便隔夜，也不會導致細菌大量生長。從「不會影響健康」的角度來說，隔夜水完全是可以喝的。

敲重點

隔夜茶確實會讓茶水的顏色和風味發生變化。這種變化可能使茶水「不好喝」，但並不是「不能喝」。飲用水本沒有什麼營養成分，所以隔夜水也不會因為隔夜而滋生大量細菌。

13 正規廠商的瓶裝水可以喝

網路上流傳著長期喝瓶裝水會致癌的話題，並給出三個原因：塑膠微粒、塑化劑和雙酚A（Bisphenol A）。

■塑膠微粒

有篇文章說，環保組織檢測瓶裝水，發現「每公升瓶裝水中平均含有十顆大於一百微米的塑膠微粒，而檢測到的直徑小於一百微米的塑膠微粒更多，每公升含量高達三百一十四個」。然後引用了一位內分泌科主任醫師的介紹，說「瓶裝水裡的塑膠微粒，人體並不能自主排出」。

「塑膠微粒」是指自然環境中的微小塑膠顆粒，可能來源於人類丟棄的塑膠、合成塑膠等。

塑膠微粒可能透過食物鏈而進入我們的食物，也可能透過食鹽等食物直接被我們吃下。不過到目前為止，還沒有發現水產品以及食鹽中的塑膠微粒，對健康有可見的危害。

當然，為了「絕對安全」，不喝瓶裝水也沒什麼不可以。不過需要注意的是，根據檢測，自來水中也有塑膠微粒，含量約為瓶裝水中的一半。此外，食鹽、水產品等食物中也含有塑膠微粒，是不是也都不能吃？

■塑化劑

塑化劑大家都應該有所耳聞。它包括多種化合物，比如塑膠瓶中可能存在的鄰苯二甲酸酯（Phthalates，PAEs）。

塑膠中的塑化劑會遷移到與它們接觸的溶劑中，所以在瓶裝水以及與塑膠接觸的食物中出現塑化劑並不意外。即使是沒有與塑膠直接接觸的食物，也完全可能因為間接途徑而含有塑化劑。

塑化劑在水中的溶解度很小，所以塑膠桶或者塑膠瓶裝的水，即便含有塑化劑含量也很低。根據美國環境保護局（Environmental Protection Agency，簡稱

EPA）的調查，飲用水中的塑化劑通常在每公升幾微克，而海鮮魚類中的含量可達每公斤兩百微克。丹麥的調查發現，來源於葉類蔬菜的塑化劑超過了攝取總量的一半，而根菜類蔬菜、牛奶和魚類中的塑化劑大約占攝取總量的一〇%。

塑化劑是現代社會難以避免的存在。對這樣的物質，我們需要搞清楚其「安全攝取量」以及「實際攝取量」，如果後者遠遠小於前者，那麼就不用擔心。根據目前的科學資料，一個成年人可以攝取上千微克的塑化劑而不影響健康，而兩公升水中的塑化劑最多也只有幾十微克。

■雙酚A

有文章說瓶裝水有害的第三個原因是雙酚A，證據是「俄羅斯的專家們追蹤研究近一千五百名志願者的身體健康狀況，在九五%志願者的尿液中發現了有毒物質雙酚A」。

這個說法跟塑化劑一樣，不討論實際含量及其對健康有多大影響，只說「含有」，然後把「長期大量攝取」的後果拿出來嚇唬人。

雙酚A引發民眾關注跟奶瓶有關。研究發現，「長期低劑量」接觸雙酚A的動物中，有一些生理指標發生了變化，於是認為，從容器中遷移到食品中的雙酚A，可能會帶來健康風險。尤其是一定劑量下的雙酚A還測出了雌激素（Estrogen）反應，這更讓人們擔心不已。出於謹慎，加拿大和歐盟禁止雙酚A用於奶瓶和嬰兒奶粉罐。

面對民眾的關注，美國食品藥物管理局組織專家對雙酚A的風險進行了評估，並且和研究機構合作進行了許多研究。在二〇一四年七月，FDA更新了對與食品接觸的雙酚A的態度：目前，食品中的雙酚A劑量是安全的；此前對於食品容器和包裝材料中的雙酚A不危害健康的認定沒有問題。

敲重點

正規廠商的瓶裝水可以放心喝，雙酚A、塑化劑問題在目前塑膠製品中都是可控且安全的。

14 食品包裝上的資訊重點

隨著社會的發展，人們對食品的要求也在悄然的發生著變化。比如：安全、健康、方便，在人們選購食物的時候越來越受到重視。食品包裝，是我們了解食品較直接的途徑。廠商印在包裝上的資訊，一方面需要遵守國家規範，另一方面要盡可能的吸引消費者購買。

作為消費者，應該如何閱讀包裝上的資訊？

有些資訊看看就好，也就是沒必要特別在意。以下列舉幾項。

•食品的「品名」。品名對人們的吸引力很大，但經常是誤導和暗示。比如「營養××」、「健康××」、「生態××」、「綠色××」、「古方××」、「祕製××」等。它們並不意味著食用該食品會帶來什麼特別的好處。就像一個人叫做「王健康」，可能真的很健康，也可能是個「藥罐子」，我們不應該根據名字去做任何判斷。

●名人偶像的照片和代言話術。代言只是利用名人的知名度來吸引粉絲，絲毫不代表產品好壞，甚至代言人是否用過產品都是個疑問。明星偶像對產品的評價，參考價值基本為零。

●宣稱的功效與「適用人群」。實際上，食品不允許宣稱任何功效，大品牌的產品被盯得緊，一般不會亂寫。但有的企業抱著「不會被查到」的僥倖心理宣稱各種功能，比如：降血脂、養胃、提高免疫力、幫助睡眠、促進兒童智力發育、適用於「三高」人群等。看到包裝上有這樣的字樣，還是避而遠之為好。

●包裝上大字突出強調的「產品賣點」。這些賣點往往是「正確的廢話」，比如：無防腐劑，其實本來該類產品就不需要防腐劑；還有非基因改造，目前對於基因改造食品皆規定要強制標注，所以只要沒標的就是非基因改造食品；還有植物油宣稱零膽固醇，而世界上本來就沒有含膽固醇的植物油。

另外還有基本但不影響安全的資訊。是指它們應該出現在食品包裝上，但具體的內容不需要特別關注，主要是「廠商完整名稱和地址」和「生產許可證編號」。這兩項資訊意味著如果產品存在問題，消費者和銷售商家能夠追究到廠商。雖然我們未必會用到，但如果這兩項資訊不全，就說明這款產品不那麼可靠[16]。

最後是需要注意的資訊。意思就是食品包裝上必須有，而你可以根據它們來挑選健康的食品，主要包括以下四點：

■食品的量

在包裝的正面，標有這個包裝的食品含量。營養標籤裡的數字是按照一百公克或者一百毫升為例，但我們吃食物的時候是面對「一個包裝」，對健康的影響取決於「總量」而不是「含量」。從健康的角度，推薦食用包裝較小的食品，尤其是零食和飲料。這樣通常是包裝有多少，就吃掉多少，小包裝有助於控制攝取總量。

16 衛福部規定，食品外包裝應標明製造廠商或國內負責廠商名稱、電話號碼及地址。國內通過農產品生產驗證者，應標示可追溯之來源；有中央農業主管機關公告之生產系統者，應標示生產系統。

■營養標籤

中國目前的營養標籤中，強制標注的內容還比較少，只有「一加四」，即總熱量、蛋白質、脂肪、碳水化合物和鈉[17]。關於營養標籤，需要注意以下幾點：

- 表中的數字是按照一百公克或者一百毫升來算的，具體的總量還要考慮食物總量。例如，一種飲料的含糖量是一〇%，而一瓶飲料的總量是五百毫升，那麼喝一瓶攝取的糖是五十公克；營養棒的含糖量是二五%，一根營養棒的重量是二十八公克，那麼吃一根攝取的糖是七公克。
- 營養標籤中有一列「每日參考值百分比（%）」，是指一百公克（或毫升）該食品中的熱量或者某營養素占一天需求量的比值。在總熱量、蛋白質、脂肪、碳水化合物和鈉這五個指標中，**脂肪和鈉的百分比越低越好，蛋白質的百分比越高越好。如果想要控制熱量，那麼總熱量的百分比越低越好。**同樣，這裡的數字是按照一百公克（或毫升）來算的，而實際攝取量占每天總需求量的比例，需要考慮到食品的總量。如果要比較不同食品的「健康程度」，可以看四種營養素的百分比跟熱量百分比的對比。

下頁圖是飲料的營養標籤。

飲料一的熱量百分比是二%，而越多越好的蛋白質百分比是一%，只有總熱量的一半，但越少越好的脂肪百分比是四%，是總熱量的兩倍。

飲料二的熱量百分比是三%，蛋白質百分比是五%，是總熱量的一．六倍，而脂肪百分比六%也是總熱量的兩倍。而飲料二的鈉百分比與熱量百分比的比值比飲料一的高，但兩者都小於一，也就是說從這兩種飲料攝取的鈉相對於總熱量較少，不用過於糾結。

綜合而言，飲料二要比飲料一好得多。

■成分表

成分表必須按照含量從高到低依序列出所有原料。在目前的營養標籤中，有「碳水化合物」的含量以及它的百分比。但是，碳水化合物包含了糖、澱粉和膳食

17 衛福部食藥署規定，營養標示需有八大項目：熱量、蛋白質含量、脂肪、飽和脂肪、反式脂肪含量、碳水化合物、糖含量、鈉含量。

飲料 1　營養標籤

項目	每 100mL	每日參考值百分比
熱量	208kJ	2%
蛋白質	0.6g	1%
脂肪	2.1g	4%
碳水化合物	7.0g	2%
鈉	12mg	1%

飲料 2　營養標籤

項目	每 100mL	每日參考值百分比
熱量	263 kJ	3%
蛋白質	3.2g	5%
脂肪	3.3g	6%
碳水化合物	5.1g	2%
鈉	40mg	2%
鈣	120mg	15%

飲料 3　麥香奶茶營養標籤

項目	每 100mL	每日參考值百分比
熱量	39.4kJ	1.97%
蛋白質	0.3g	0.5%
脂肪	0.2g	0.3%
碳水化合物	9.1g	3%
鈉	17mg	0.8%
鈣	120mg	15%

纖維。澱粉是熱量來源，還不用太糾結；糖是多數人食譜中較大的風險因素，應該盡量減少糖的攝取；膳食纖維是多數人飲食中不足的成分，應該盡量增加其攝取。也就是說，僅根據營養標籤，並不能判斷碳水化合物的含量多少是好還是壞。這時候，就需要借助成分表。

在成分表的前幾位，如果有白砂糖、高果糖漿（High Fructose Syrup）、玉米糖漿、蜂蜜等，那麼這種食品的碳水化合物就主要是糖；如果是白米、小麥、玉米、粗糧及其加工製品，那麼碳水化合物就主要是澱粉；如果主要原料是粗糧，那麼就會有比較多的膳食纖維。假設前面的那兩種飲料，飲料一的成分表前兩位是水和白砂糖，飲料二的成分表中就只有生牛乳，所以飲料一的碳水化合物是白砂糖，飲料二的是牛奶中的乳糖。

■生產日期和有效日期

簡單來說，只要在有效日期內，食品的安全性都是可以保證的。不過距離生產日期越近，代表經銷商的運送速度越快，食品的風味口感相對於保存時間長的可能更好。

敲重點

購買食品時，真正應該關注的是包裝上的淨含量、營養標籤、成分表以及生產日期和有效日期，包裝上的賣點，看看就好。

第二篇

烹飪與儲存的正確知識

01 三高人群電鍋，真能降三高？

中國某知名品牌宣稱研發出了「三高人群電鍋」。消息傳開，媒體譁然。這是一款怎樣的炊具，能有這麼好的功效？

在說這款電鍋之前，先來了解一種食物——發芽糙米飯。

與精米相比，糙米含有更豐富的膳食纖維、礦物質、維生素，且血糖生成指數（GI，又稱升糖指數）要低一些。所以，用糙米來代替精米，有利於健康，尤其是在血糖、血脂和血壓方面。

精米在加工過程中破壞了胚芽（Germ），所以不再具有發芽的能力。而比較新鮮的糙米還保留著發芽的能力，在適當的條件下能夠萌發。

「發芽糙米」是把糙米在適當條件下放置一段時間，讓種子「甦醒」，發出嫩芽。在這個過程中，白米內部發生了各種生化反應，比如產生一種叫做「γ－胺基丁酸（GABA）」的物質（具有多種生物活性功能），多種維生素的含量大大增加，鈣、鐵、鎂等礦物質也被釋放出來，便於人體吸收利用，還有一部分澱粉被轉化為糖等。

如此來看，發芽糙米的營養價值確實比精米好，相較於未發芽的糙米，營養價值也提高了。

那「三高人群電鍋」可以做什麼？

就像發豆芽一樣，人們可以將糙米發芽來製成「發芽糙米飯」。不過這比較麻煩，所以市場上有廠商直接把糙米發芽，將其乾燥後作為「發芽糙米」進行銷售。

而「三高人群電鍋」宣稱可以一鍵製作發芽糙米飯，也就是把糙米放進去，由電鍋自動控制條件，讓糙米發芽，然後繼續加熱做成米飯。把糙米煮成發芽糙米飯，只需要四小時。這款電鍋的作用，就是幫助消費者把糙米發芽和煮飯的步驟「一鍵完成」。

「發芽糙米飯」真的可以不影響血糖嗎？

糙米比精米對三高人群更友好，發芽糙米的營養價值比普通糙米高。把糙米發芽與煮飯集合到一個電鍋中「一鍵完成」，在技術方面有突破，在提高糙米的營養價值方面也有幫助。不過，要說這款電鍋「保證你隨便吃，血糖不升高」，就不是事實了。

糙米只是「升糖指數比精米低」，而不是「不影響血糖」。各類食物的升糖指數受到多種因素影響。一般而言，精米的升糖指數在八十左右，屬於「高ＧＩ食物」，而糙米屬於中ＧＩ食物，升糖指數在七十以下。低ＧＩ食物的標準是升糖指數低於五十五，糙米通常是達不到的。

那麼糙米發芽之後，升糖指數如何變化？在看到的各種關於發芽糙米的報告中，都是跟精米相比，並沒有找到跟未發芽糙米的對比資料。不過，發芽糙米中畢竟含有大量澱粉，澱粉轉化成糖會使血糖升高，所以這款電鍋做出來的「發芽糙米飯」不可能「保證你隨便吃，血糖不升高」。

敲重點

「發芽糙米飯」比精米飯有利於三高人群的關鍵在於糙米。「三高人群電鍋」也只有煮糙米才能體現出優勢。如果只是用它來煮精米，跟普通電鍋並無區別。

02 切開後的西瓜怎麼保存？

夏天是吃西瓜的季節，每逢夏季，「隔夜西瓜能不能吃」、「西瓜放冰箱要不要包保鮮膜」的問題就會出來洗版。相應的，很多媒體就會翻出「人吃隔夜西瓜進了ICU」、「某節目做了實驗，西瓜隔夜細菌增加了多少倍」的報導，然後就是「專家建議西瓜冷藏不要超過十二小時」、「切開的西瓜冷藏不能超過二十四小時」、「冷藏的西瓜要切掉表面一公分再吃」之類的建議。

關於隔夜西瓜，網路上流傳著兩個著名的實驗。

一個是記者做的，據說是把一個西瓜切成兩半，一半用保鮮膜包上，一半不包，放了十七小時之後，找了一個實驗室檢測細菌數，結果很驚人：用保鮮膜包住的西瓜表面的細菌數是一千多個，而不用保鮮膜的則只有幾十個。於是得出結論：

「使用保鮮膜，細菌數量反而增多」。

另一個是某電視節目中展示的，專家把不同情況下切開的西瓜放在冰箱裡，第二天檢測細菌數，「最髒」的一個樣品，檢測結果是每二十五公克八千四百個菌落，於是節目組說吃隔夜西瓜等於「一口吃下八千四百個細菌」。

對於一般民眾，這兩個實驗都很驚人，具有極佳的傳播效果，也確實得到了廣泛傳播。雖然已經過去很多年，但現在依舊可以查到這些報導。

如何看待食物中的細菌數

我們的周圍充滿了細菌，但多數細菌是無害的。**僅僅是細菌總數高，並不意味著食物就不衛生**。在食品生產中，「細菌總數」是用來檢測生產過程的衛生控制情況。比如：符合規範的食用冰塊，每毫升生菌數應該在一百個以下。如果超過了，就說明製冰過程衛生不良。「每毫升生菌數少於一百個」，只是清潔衛生的製冰系統應該達到的指標，並不是說該食物每毫升中的生菌超過一百個就不安全。比如奶茶，其生菌數往往高達幾千上萬個，遠高於規定指標。

前面提到的第二個實驗，在「最髒」的情境下，隔夜後的西瓜細菌數是每二十五公克八千四百個，也就是每公克三百三十六個。這個細菌數其實非常少了，比巴氏鮮奶[1]中的細菌總數還少。

關於保存切開的西瓜這個問題，國際科學月刊《食品保護雜誌》（*Journal of Food Protection*）發表過一篇論文，其中做了嚴謹細緻的研究。結果顯示如下：

- 切開的西瓜，如果在室溫下放一天，榨出的西瓜汁中每毫升的細菌數就已經長到了幾百萬個。也就是說，不冷藏是不行的。
- 在冷藏條件下，不包起來的西瓜，到第四天細菌數達到了每毫升兩百五十個、第六天達到每毫升五千兩百個；而包起來的，到第七天還少於每毫升十個，到第八天為每毫升兩百五十個。就安全性而言，這樣的結果不至於對身體造成傷害，還是可以吃的。

當然，「可以吃」跟「好吃」是兩回事。研究還測試了冷藏不同天數之後的「包起來」和「不包」的樣品，由十個人從西瓜的顏色、香氣、外觀、味道和質感五個方面進行評分。結果顯示：所有的指標，不包的樣品在冷藏兩天之後都發生了明顯的變化，而包起來的樣品，香氣、外觀和質感在七天之後並沒有明顯變化，顏色在七天之後才有明顯變化，而味道是在四天之後發生明顯變化。

也就是說，切開的西瓜包起來冷藏比不冷藏、不包起來的要好得多。研究中是用鋁箔紙包的，保鮮膜的作用相同且密封性更好，效果應該更好。

說了這麼多，我們到底該如何冷藏西瓜？

細菌的生長受到諸多因素的影響，除了前面提到的冷不冷藏、包不包起來，冷藏西瓜還應注意以下三點：

- 切西瓜之前把刀清洗乾淨。
- 吃不完的西瓜避免用手碰到果肉，切開後馬上用保鮮膜完全包裹起來放進冰箱冷藏。

1 以巴氏殺菌法製作的鮮奶。巴氏殺菌法（Pasteurization），是一種食物保存方法，用低於攝氏一百度的短暫加熱進行消毒，以殺死液體中的微生物，使食物在不變質的狀況下延長保存時間。

• 衛生、確實封好保存的西瓜，在冰箱裡冷藏幾天還可以吃。

許多人會關心「冷藏的西瓜切掉一公分再吃」的說法。其實，只要做好了上面說的幾點，那麼冷藏幾天，西瓜上的細菌也不會大量滋生，沒必要切掉一公分。當然，如果沒有封，或者封了但放的時間比較長，表面那層西瓜風味會顯著下降，去掉再吃，口感更好。

還需要特別說明的是，定期清理冰箱非常重要。如果冰箱裡有致病菌，如李斯特菌、沙門氏桿菌等，任何放在冰箱裡的食物都很危險。

敲重點

切開的西瓜最好包起來冷藏。只要妥善處理，冷藏後可以不用去掉上層一公分再吃。

03 這十種食物不能放進冰箱？

冰箱幾乎是家庭必備家電。對於暫時不吃的食物，人們會放進冰箱以延長保存時間。最近，網路上有一篇〈生活常識：十種食物不能放進冰箱〉的文章，讓人擔心不已。

■澱粉類食物

饅頭、米飯、麵包、麵條、餃子等主食，基本上都是澱粉類食物。文中所說不能放進冰箱的理由是「會加快其變乾變硬的速度」，這並沒有什麼道理。變乾變硬是因為水分蒸發，與放不放冰箱無關，放在常溫下，反而會變乾變硬得更快。而且常溫會加速細菌滋生，使食物壞得更快。

■巧克力

文中說「放進冰箱的巧克力拿出來後，表面容易出現白霜，不但失去原來的醇香口感，還會利於細菌的繁殖……夏天室溫過高時，可先用塑膠袋密封，再置於冰箱冷藏室儲存。取出時，別立即打開，讓它慢慢回溫至室溫再食用」。

這個說法是正確的，但這並不是說巧克力不能放進冰箱，而是從冰箱裡拿出來的巧克力要盡快食用。

巧克力的融化溫度較低，在室溫較高時，如果不放進冰箱就會融化，失去原來的醇香口感。所謂「有利於細菌的繁殖」，只是一種猜想。巧克力的含水量很低，並不適合細菌生長。從冰箱裡拿出來及時吃掉，也不存在細菌生長的問題。但如果拿出來不吃，可能會導致一些水蒸氣凝結在巧克力表面，增加含水量，讓細菌「有可能」生長。

■魚類

文中說「冰箱中的魚不宜存放太久」、「鯽魚長時間冷藏，魚體組織就會發生脫水或其他變化」，這些跟魚類不能放冰箱完全是兩回事。

不宜久放自然沒什麼不對，但冷藏室中的任何食品都是如此，用這個理由來說魚類不能放進冰箱完全是偷換概念。殺死的魚如果不放冰箱而是放在常溫下，細菌會迅速滋生而導致其變質。所以，除非是活魚，否則一定要放進冰箱，如果短期內不食用就應該冷凍起來。

■藥材

文中說藥材不宜放冰箱的理由是「如果和其他食物混放時間太長，不但各種細菌容易侵入藥材內，而且容易受潮」。

這個理由也很牽強。是否受潮取決於包裝，如果密封好了，自然也就不會受潮。和其他食物混放會導致「細菌容易侵入」更是欲加之罪。細菌是否容易侵入，也取決於是否密封包裝。

實際上，很多藥材都已經乾燥處理，不放進冰箱確實也不會腐壞。但是，由於藥材中的許多活性成分含量會緩慢下降，放入冰箱可以減緩其活性成分含量下降的速度。

■番茄

文中說「番茄經低溫冷凍後，肉質呈水泡狀，顯得軟爛，或出現散裂現象，表面有黑斑，煮不熟，沒有鮮味，嚴重的則會腐爛」。前面說的是「低溫冷凍」的後果，但腐爛是由微生物生長導致的，而在低溫冷凍的條件下微生物是不易生長的。

準確的說，是「番茄不適合放冰箱」，而不是不能放冰箱。原因是：市場上的番茄通常沒有完全成熟，需要在存放中繼續成熟。放進冰箱，番茄中的生化反應被抑制，就不能繼續成熟合成風味物質了，而之前已有的風味物質還會慢慢散失，導致番茄變得淡而無味。

如果番茄已經熟透，開始變軟，那麼放進冰箱可以保持更好的口感。此外，切開的番茄很容易被細菌汙染，也應該用保鮮膜封起來放進冰箱。

■青椒

文中說「青椒在冰箱中久存會變黑、變軟、變味。因為冰箱溫度一般為攝氏四度到六度，而青椒的適宜儲存溫度為攝氏七度到八度，因此不宜久存」。

青椒（以及其他蔬果）含水量高，溫度過低會結冰，退冰後口感不佳。適宜溫度並不是只能在此溫度下保存。在現實中，大家買回來的菜要麼放在冰箱裡冷藏（或者冷凍），要麼放在常溫下，一般人很難嚴格的控制溫度。在常溫和冰箱冷藏之間，不管是營養成分的保持還是安全性的考慮，冷藏都是更合理的選擇。

■香蕉

文中說「如果香蕉存放在攝氏十二度以下的地方，將會發黑腐爛」。這並不是事實。在低溫下，香蕉會被「凍傷」而使香蕉皮發黑，但香蕉本身並沒有腐爛。除了外表難看，剝去皮之後並不影響食用。

■荔枝

文中說「若將荔枝放置在零度的環境中一天，會使其表皮變黑，果肉變味」。但如果荔枝不放進冰箱而放在室溫下，變味得更快。

■草莓

文中說「草莓儲存在冰箱裡，不僅果肉浮腫、口感大打折扣，還容易霉變」。

這與荔枝、番茄的情形相同，如果在室溫下儲存相同的時間，反而會更容易變質。

■綠色蔬菜

文中說「綠色蔬菜放在冰箱裡，不僅葉片會更快腐壞，還可能由於酶和細菌的作用，生成有毒的亞硝酸鹽」。蔬菜中的酶和細菌都會被低溫抑制，怎麼可能會更快腐壞？放在冰箱裡並不能完全使細菌停止生長，但是跟放在常溫下相比，在冰箱的低溫下細菌生長要慢得多。

敲重點

冰箱不是食品安全的保險箱，也不是任何食物都適宜或者有必要放進冰箱。但是廣為流傳的「不能放進冰箱的食物」，基本上是牽強附會，以訛傳訛。

04 關於洗碗的都市傳說

洗碗是日常生活中常見的家務。關於洗碗，有許多媒體節目進行過「科普」。看起來「挺有道理」，而實際上是「正確資訊中夾雜著錯誤」。

比如洗碗布要經常消毒清洗、洗好的餐具應該及時晾乾等，是正確的。但也有一些典型的錯誤。

■科技海綿

科技海綿是方便好用的洗碗工具，但人們也喜歡談論它的有害成分，比如典型的說法是「不合格的科技海綿可能含有致癌物」。有節目做過實驗，四塊嶄新的科技海綿分別密封靜置在燒杯中，一小時後不合格科技海綿釋放的甲醛（Formaldehyde）是標準科技海綿的許多倍，並且超出中國標準（每立方公尺〇・

一毫克）[2]。

科技海綿是用三聚氰胺（Melamine）和甲醛製作而成的「密胺樹脂泡沫」，其良好的去汙效果來源於特有的材質和結構。聚合物難免會釋放出一些單體分子，所以科技海綿能夠釋放出甲醛並不意外。

關鍵的問題在於：釋放的甲醛會危害健康嗎？

這個每立方公尺〇．一毫克的標準是針對建築物驗收時空氣中的甲醛含量。而節目的實驗中，是把科技海綿密封靜置在燒杯中，一小時後再檢測其中空氣的甲醛含量。這個測試，顯然是為了得到驚人的資料而設計的。現實中，科技海綿所釋放的甲醛會溶於水而損失掉，即便有一點分散到空氣中，也可以忽略，再經過通風或者換氣，就更加不足為慮了。

這個檢測，相當於把酒精棉球密封在燒杯裡，檢測燒杯中空氣的酒精含量，就得出「使用酒精棉球消毒會讓人醉倒」的結論。

實際上，甲醛在許多食物中本就存在，比如蔬果中的含量為每公斤三毫克到六十毫克，肉類在每公斤三毫克到二十毫克，而麵粉中平均在每公斤四毫克左右。科技海綿中釋放出的甲醛量遠遠小於食物中的天然含量。

■蛋殼清潔殺菌法

所謂「蛋殼清潔殺菌法」，是指蛋殼內壁附著的蛋清，因其含有的蛋白酶（Protease）有很強的清潔能力，所以煮抹布時放入蛋殼一起煮，可以起到清潔殺菌的作用。

這完全是臆想。蛋清是蛋白質的水溶液，如果含有蛋白酶，就會把蛋清中的蛋白質分解掉——這相當於一種「自殺行為」。實際上，蛋清中含有的是蛋白酶抑制劑，保護自己的蛋白質不容易被外來的蛋白酶分解。此外，蛋清中還含有一些溶菌酶，其作用是抵抗細菌的侵襲，雖然具有抗菌能力，但在水裡一煮，也已經失去活性了。

把抹布高溫加熱、洗淨晾乾，對於保持抹布的清潔是正確的，但加入蛋殼一起煮毫無意義。如果蛋殼中的蛋清附著在抹布上，反而不利於抹布的清潔。

---

2 依照標準檢驗局規定，泡棉所含甲醛溶出量不可超過每公斤十五毫克。

■洗碗精

洗碗精中含有界面活性劑，使用較廣泛的是十二烷基苯磺酸鈉（Sodium Dodecyl Benzene Sulfonate）。出於對化學物質的恐慌，就有了「不宜用洗碗精」的說法，理由是「十二烷基苯磺酸鈉會傷害皮膚、導致脫皮，還會附著在餐具上進入人體，降低肝臟排毒能力，降低血液中的鈣離子濃度」。

這是典型的聳人聽聞，製造恐慌。十二烷基苯磺酸鈉的純品長期接觸容易對皮膚造成傷害，但是用來洗碗，只需要在一盆水裡滴幾滴就夠了，其濃度被大大稀釋，而且也難以長期接觸——這就像是拿「長期接觸鹽會傷害皮膚，大量吃鹽會死人」來說明「湯裡放鹽會造成傷害」一樣的荒謬。

所謂「附著在餐具上」就會如何如何，更是典型的不說劑量、只談毒性。**一種界面活性劑要被批准用於餐具洗碗精，需要充分考慮其大量使用，卻並未沖洗乾淨的情況。**只有這種情況也不會危害健康時，才能夠獲得批准。

洗碗精易溶於水，人們用它來洗餐具、洗蔬果，總是會沖洗到不會感到發黏，才會認為是洗乾淨了，因此大量使用卻並未沖洗乾淨，只是一種邏輯上的存在。

■熱水沖洗餐具

外出用餐，人們總習慣先把餐具用熱水或茶水沖洗一遍，認為這樣可以殺菌。熱水殺菌，需要的水溫很高且時間較長，比如攝氏八十度的水，至少要幾分鐘才有殺菌效果。而餐廳裡的熱水或者茶水，溫度往往不高，即便是溫度超過攝氏八十度，倒進餐具後也立刻降下來了。也就是說，熱水沖洗餐具對於殺菌幾乎沒有任何作用。

當然，這更多是一種儀式感，也有很多人說是為了去除餐具上殘留的洗碗精和灰塵。不管如何，它畢竟是一個沒有危害，也不算很麻煩的動作，願意沖洗一下也沒什麼大不了——心理上覺得愉悅就好。

敲重點

放心使用科技海綿，蛋殼殺菌不可靠，不要妖魔化洗碗精，在餐廳吃飯用熱水消毒只是心理作用。

05「等離子消毒」洗菜機

有網友說家人買了一臺洗菜機，具有「等離子消毒」功能，聽起來很高科技。這個等離子消毒功能是什麼？有用嗎？

市場上還有各種「蔬果清洗機」，廣告中充滿了科學名詞。這些設備可靠嗎？

等離子消毒是一種低溫消毒技術。它是利用等離子裝置，讓電子和原子核分離從而呈現「離子態」。總體上來說，正負電荷是相等的，所以叫做「等離子體」。這是常見的固態、液態和氣態之外的另一種物質形態。

等離子體在現代工業中應用廣泛。它具有低溫殺菌的能力，在許多不便於使用高溫殺菌的地方大有用武之地，比如空氣消毒、醫療器械滅菌等。

理論上，它也可以用於蔬果消毒。不過，對於蔬果來說，經過一般的清洗以及適當的烹飪就能保障衛生安全，所以用等離子設備來消毒完全沒有必要。

實際上，**日常生活中說的洗菜，並不是指殺菌，而是去掉蔬果上的「髒東西」以及農藥殘留等**。各種蔬果清洗機、洗菜機也是以此為賣點。

把等離子消毒用於去除農藥殘留，只有過零星報導，而且是針對特定的農藥種類。這些新技術、新產品並沒有經過權威評估認證，基本上只是研發者或者商家的自說自話罷了。

市面上還有許多設計精美的蔬果清洗機。基本技術原理是超音波、臭氧或者兩者相結合。

超音波清洗是利用超音波在水中產生局部高壓來清洗。對於表面清洗，超音波清洗有較好的效果，但用於去除農藥殘留，目前多見於推銷廣告。

也有一些科學研究針對超音波降解（即分解有機化學物質）農藥殘留，但無法避開的問題是：如果超音波功率小，那麼不足以把農藥從蔬菜上去除，更不足以使之降解；如果功率大，雜訊就會很大，可能會破壞蔬果細胞，使表面殘留的農藥滲透內部。

臭氧具有強氧化性，能夠破壞某些農藥的結構，使其發生降解。跟超音波清洗的情況類似，臭氧降解農藥殘留的效率取決於其濃度和作用時間，強度小了達不到效果，強度太大又可能產生安全隱患。

不管是超音波還是臭氧，在理論上都能夠對農藥殘留產生作用。但是，除了上面說的強度與效率的矛盾，它們也都面臨以下三個商家們迴避談及的問題：

- 測試都是針對特定農藥，而蔬果中可能存在的農藥殘留各不相同，性質也不相同。
- 農藥的降解產物是無害還是有害，跟具體的農藥有關。
- 在能夠有效清除或者降解農藥殘留的強度下，是否會破壞蔬果的營養。

那些令人眼花繚亂的檢測報告和演示實驗

在各種蔬果清洗機的廣告中，廠商總是出示一堆權威檢測報告，還有各種令人眼花繚亂的實驗。不過，這都是利用消費者缺乏專業知識而進行的糊弄。

檢測機構負責檢測送檢的樣品，**「權威」只表示他們檢測出來的資料是可靠**

的。但樣品本身以及檢測項目，都是委託方指定的。比如，有些廠商所謂的「農藥殘留降解率」，其實是把某種特定農藥加到水裡，經過處理之後再測定該種農藥的量，從而得出降解率。

但第一，這種農藥並不能代表蔬果上實際可能存在的農藥；第二，農藥在水裡跟在蔬果中的農藥殘留狀態完全不同；第三，實驗只是檢測出這種農藥含量減少了，但並不知道降解之後的產物是無害的還是有害的。

還有些檢測會稍微嚴謹一些，透過把農藥噴灑在蔬果上，類比農藥殘留的狀態。但這解決不了前面說的第一點和第三點，而現噴灑的農藥跟經過若干天附著在蔬果上的農藥，狀態還是有區別的。

至於那些「演示實驗」，就更不可靠了。比如經過處理的青花菜看起來「更綠」、「水能透過」，被解釋為青花菜表面有一層農藥，經過清洗被去除了。實際上，青花菜表面有一層天然疏水的蠟，就像雨傘阻止雨水透過。經過超音波處理，那層蠟被破壞了，水也就能透過了，而這跟農藥殘留毫無關係。

敲重點

各類蔬果清洗機，只是一種心理安慰和消費優越感的寄託，若說到作用，可能還不及自來水沖洗。

06 如何去除蔬果上的農藥殘留？

蔬果有益身體健康。但買回來的蔬果上有農藥殘留怎麼辦？應該如何去除？

蔬果上的農藥殘留是備受關注的食品安全因素，在討論如何去除農藥殘留之前，先說兩個常識：

■「檢出農藥殘留」跟「危害健康」是兩回事

任何農藥都需要達到一定的量才會產生危害。這個「不產生危害的量」在國家標準中有明確界定，只要不超過它，哪怕是天天吃也不會增加健康風險。

■「有多少種農藥」和「有害劑量」是兩回事

不同的農藥針對不同的蟲害或者病害，有不同的作用。即使同類農藥作用會累加，也應考慮殘留量有多大，而不是根據有多少種來判斷是否有害。也就是說，如果每種的殘留量都低於國家標準，那麼危害可以忽略；如果殘留量超標，那麼即使只有一種，也是不合格產品。

當然，我們還是希望盡可能降低農藥殘留的存在。對於蔬果，有哪些方法可以去除可能存在的農藥殘留？

由於各種農藥特性不同，而去除方法也可能是針對某一特性。對一些農藥有效的方法，可能對另一些農藥無效。下面，就為大家梳理日常生活中可能聽到過的去除農藥殘留的方法。

■簡單易行、可能有效的辦法

- **鹽水浸泡：**對於特定的農藥殘留，鹽有一定的去除效果，但很有限，而且可能影響食物的風味。

- **鹼水浸泡：**有一些農藥在鹼性條件下更容易分解，所以鹼水浸泡對去除農藥殘留有一定幫助。跟鹽水一樣，也是效果有限，可能影響食物的風味。
- **洗米水、麵粉水：**這些方法主要是靠澱粉與蔬果表面摩擦來去除農藥。如果不手動搓洗只靠浸泡，基本上沒什麼效果。

總體來說，這幾種方法簡單易行、性價比高，如果不怕麻煩，試試也可以。但要注意的是，如果鹽或者鹼的濃度過高、浸泡時間過長，也可能導致細胞破裂，殘留農藥反而滲入蔬果裡。

■商業化的解決方案

- **蔬果清洗劑：**其作用原理類似洗衣服，主要依靠界面活性劑的「去汙」能力。跟洗衣服類似，僅僅靠浸泡很難發揮作用。有一項大型研究比較了市場上常見的蔬果清洗劑和清水清洗的效率，結果是「兩者差不多」。
- **貝殼粉：**貝殼粉是貝殼經過高溫鍛燒得到的粉末，其化學成分跟石灰一樣。它跟前面說的鹼水浸泡相似，只是鹼性更強而已。貝殼只是噱頭，對於實際作用，並不比鹼有優勢。

- **超音波清洗**：這是一種比較時髦、看起來高科技的方式。在前文關於等離子洗菜機中解析過了，這裡就不再重複。
- **臭氧處理**：臭氧具有強氧化性，能夠破壞某些農藥的結構，使其發生降解。這種方法理論上是可行的，但需要注意的是：①農藥的種類非常多，能夠被臭氧降解的只是其中一部分；②臭氧降解農藥殘留的效率取決於其濃度和作用時間，市場上銷售的臭氧機是否能達到需要的臭氧濃度很難說；③臭氧降解農藥所產生的降解產物是否有害，缺乏科學資料。除此之外，在降解農藥的同時，臭氧對於蔬果中的營養成分是否會造成破壞，也缺乏科學資料。
- **複合酶**：酶是具有特定功能的蛋白質。特定的酶可以高效降解特定類型的農藥。理論上，只要找到能降解各類農藥的酶，並將其整合使用，就可以去除各種農藥殘留。不過，目前這類產品還缺乏權威驗證，市場上的產品是否名副其實，全靠商家信譽。

■明確有效的去除法

• **清水清洗：**這是最直接的辦法。農藥殘留附著在蔬果表面，藉由重複清洗的動作被去除。根據實驗測試，只要在自來水下沖洗三十秒以上，並伴隨著搓洗，那麼大部分農藥殘留就會被去掉。這對於個頭大、表面光滑的蔬果，比如蘋果、梨、李子、黃瓜、茄子、青椒之類的蔬果，是簡單易行、效果良好的方法。

• **去皮：**即便是有些農藥能夠滲入皮內，也主要分布在表皮，所以去皮是高效去除農藥殘留的手段。比如馬鈴薯、蘿蔔之類的蔬果，都可以採用這種方法。

• **加熱：農藥的降解是一個化學反應，化學反應的速度又受溫度影響，一般加熱會促進農藥降解**。此外，加熱也有利於農藥溶入水中。所以對於多數蔬菜，都可以放到沸水中焯一下就拿出來，這樣可以有效去除可能存在的農藥殘留，對營養成分的破壞也比較小。

敲重點

目前，明確有效去除農藥殘留的方法包括清水清洗、去皮、加熱，浸泡、搓擦也有一定作用。只要根據食材屬性選擇合適的方法，就能有效去除農藥殘留。

07 熟食和生食，哪種更容易變壞？

現代社會，人們都習慣了定期採購食物而不是每天買菜。尤其是冰箱的普及，大大延長了食物的保存期。但很多人又面臨這樣的糾結：買回來的食物是直接儲存，還是煮熟了再儲存？

其實不同的食物有不同的特性，不能一概而論。

■雞蛋

蛋殼上有微小的孔，細菌能夠穿孔而入。蛋殼上也有一層膜，能有效阻擋細菌的進入。此外，蛋清裡有溶菌酶，在一定程度上，也能抵抗細菌入侵。

在這樣的「防禦體系」下，生雞蛋有較強的自我保護能力。一般而言，在冰箱裡放幾週也沒問題，只不過新鮮度下降，可能出現「散黃」現象。只要加熱熟透

（以蛋黃凝固為標準），安全性是沒有問題的。

如果把雞蛋煮熟，那麼雞蛋內外的細菌基本上被消滅了。但是，蛋殼上的保護膜也被破壞了，蛋清中的溶菌酶也失去了活性，環境中的細菌附著到蛋殼上，就能暢通無阻的進入內部。所以，建議**煮熟的雞蛋即使冷藏，也不要超過一週。**

■蔬菜

蔬菜被採摘之後，生命活動並沒有完全停止。不管是葉類、果實類還是根莖類，都有較為堅韌的保護層，可抵抗細菌入侵。蔬菜的「變壞」，多是自身新陳代謝所致。水的存在，會加速它們的變壞速度。所以，只要把蔬菜上的水吸乾，把蔬菜放進冰箱冷藏或者放在室溫下，只要沒有明顯變壞，也還可以吃。

蔬菜煮熟後，其表面的保護層就被破壞了，植物內部的新陳代謝也會停止。一方面，其中的細菌基本被消滅。另一方面，細胞破裂，內部的營養物質釋放，很適合細菌生長，只要環境中有細菌進去，就能快速生長。

所以，**煮熟的蔬菜，其變壞的速度遠遠快於生蔬菜，尤其是葉類和莖類**更是要留意。它們往往含有比較多的硝酸鹽，當細菌生長起來，就會有一些細菌把硝酸鹽轉化成亞硝酸鹽，嚴重的可能導致中毒。

所以，不管是什麼蔬菜，都不建議煮熟了保存（除非是做成罐頭）。盡可能做多少吃多少，實在吃不完，也要在下一頓吃完。

■肉類

跟蔬菜不同，肉類沒有保護層，也沒有抗菌體系。且肉類往往有更多細菌。肉類上有多少細菌，跟動物的生長條件以及屠宰環境、包裝方式有較大關係。一般來說，冷藏三天到五天，很多肉表面就會變黏甚至出現異味，這意味著肉已經明顯變質。這樣的肉不僅存在安全隱患，而且風味口感也很差。現在，很多超市的肉採用了「氣調貯藏」[3]包裝，能夠延緩變質，保持新鮮度。不過，「延緩」不是「停止」，建議大家還是盡量在有效期限內烹飪吃掉。

3 Controlled atmosphere storage，簡稱CA，指將貯藏環境的大氣組成經由添加或移除的方式，使其異於正常的大氣組成（氮七八％、氧二一％、二氧化碳〇．〇三％），經由此種改變達到延長產品貯藏壽命的效果。

上面說的是一般的畜禽肉類，如果是內臟、雞鴨等禽類，魚蝦等水產品，變壞的速度會更快，一般建議冷藏不要超過兩天，應該盡快烹飪。如果生鮮食材煮熟了、殺菌後，可以再冷藏幾天，但風味口感下降得會比較明顯。

敲重點

生雞蛋比熟雞蛋保存時間長，生蔬菜比煮熟之後更易保存。不管是雞蛋、蔬菜還是肉類，煮熟之後要盡量裝在乾淨的容器中、用保鮮盒（或者用保鮮膜）放入冰箱保存。如果條件允許，用真空袋封裝然後冷藏，也可以延長熟食保存期。

08 植物油完勝動物油

食用油是飲食中不可缺少的一個組成部分。隨著人們健康意識的提升，許多人知道應該「少吃油」、「吃好油」。但對於如何吃油才健康，人們經常被各種資訊弄得一頭霧水。比如豬油，「飽和脂肪含量高」、「不利於心血管健康」的認知才逐漸被大家接受，「豬油是十大營養食物」的說法又傳遍社交媒體。還有宣稱「最好植物油和動物油輪流吃、搭配著吃」。

「豬油是十大營養食物」這個說法來自英國廣播公司（BBC），基於一篇科研論文對近一千種食物的營養價值所做的排名。

這個排名的邏輯是：根據每種食物的營養組成和人體對各種營養成分的需求，以最少的食物組合來滿足人體需求，得到了大約兩千種組合，然後統計各種食物在這些組合中出現的次數，出現次數越高的就認為「營養價值越高」。

在這個排名中，豬油排名第八。也就是說，豬油可以出現在很多食物組合中以滿足人體需求。這個排名雖然能夠自圓其說，但跟大家理解的「營養價值高」顯然是兩回事。

食用油是食譜的一部分。我們從食譜的各種食材中攝取不同的營養成分，以滿足身體的物質和熱量需求。

那麼，我們希望從食用油中攝取什麼成分呢？

食用油的主要成分是脂肪，經過精煉的食用油脂肪含量在九九％以上。脂肪可以分為飽和脂肪（Saturated Fat）、單元不飽和脂肪（Monounsaturated Fat）和多元不飽和脂肪（Polyunsaturated Fat）三大類。

以下為《中國居民膳食指南》對三類脂肪的攝取建議[4]：

- 控制總量，脂肪供能比（即來自脂肪的熱量占總熱量的比例）在二〇％到三〇％，相當於五十公克到六十公克油。不過這個量不僅僅是炒菜用油，還包括食材中含有的油，比如雞蛋、牛奶、堅果和肉中本身就含有相當多的油脂。

- 飽和脂肪酸的供能比控制在一〇%以下（美國心臟協會〔American Heart Association，簡稱AHA〕的推薦是控制在五%到六%以下），即盡量減少飽和脂肪的攝取量。
- 多元不飽和脂肪酸推薦的供能比應該在六%到一一%，也就是不要太多也不要太少。

除此之外，油中還可能含有一些微量營養素，比如維生素E等。

動物油和植物油大PK

一般來說，除了棕櫚油和椰子油，其他種類的植物油在脂肪組成上都「完勝」動物油。

4 依衛生福利部國民健康署〈國人膳食營養素參考攝取量（DRIs）〉第八版，四歲以上國人脂肪供能比為二〇%到三〇%；飽和脂肪酸為一〇%以下；n-6多元不飽和脂肪酸為四%到八%；n-3多元不飽和脂肪酸為〇．六%到一．二%。

好的食用油，應該是容易滿足膳食指南對脂肪營養的需求，即：盡量少的飽和脂肪、適量的多元不飽和脂肪、盡可能多的維生素等。前兩點是前提，後一點是在此基礎上的「加分項」。

人們常吃的動物油是豬油和牛油，其他的如雞油、鴨油、羊油等並不常用。就飽和脂肪含量而言，豬油在四〇%左右，牛油約五〇%，植物油中棕櫚油約為五〇%，椰子油超過九〇%，其他常吃的植物油飽和脂肪含量都很低，比如菜籽油低於一〇%，大豆、玉米、葵花籽油都不超過一五%，花生油高一些，但也不會超過二〇%。

動物油中的維生素等微量營養素也遠不如植物油。

宣稱「動物油和植物油要輪流吃」，是認為「動物油含有豐富的維生素A和維生素D」，從而得出「動物油和植物油各有優勢」的結論。然而這並非事實，除了魚肝油，一般動物油中不含維生素D，而維生素A的含量也並不高，但它們是飽和脂肪「富翁」。三十公克豬油的飽和脂肪已經有十二公克，再加上其他食物中的飽和脂肪，要控制在一〇%以下的供能比，就不那麼容易了。

實際上，經過煉製的豬油、牛油中，只有少量的維生素E，動物油中維生素E

的含量遠比植物油要低，再考慮到植物油中可能存在的植物固醇[5]等「加分項」，植物油的優勢顯而易見。

從營養的角度，植物油完勝動物油，但這並不意味著不能吃動物油。跟植物油相比，動物油有更好的穩定性，有不同的風味。如果喜歡動物油的風味，那麼在做某些食物的時候，加入少許問題也不大[6]。

敲重點

從營養的角度分析，植物油完勝動物油，但並不是說動物油就不能吃，只是需要記住「為了健康，適量就好」。

5 Plant sterol，是一種天然存在於植物中的有機化合物，如植物油、堅果、豆類、全穀類、和蔬菜水果中都含有植物固醇。

6 植物油要避免用於高溫油炸。

09 雞蛋存放的禁忌

雞蛋是家庭常備食材。關於如何儲存，說法各異。有文章宣稱「雞蛋買回家不能直接放冰箱」，並列舉了一些存放雞蛋的「禁忌」。存放雞蛋真有這麼多講究？

雞蛋不可尖端在上的理由是，「正確的存放方法是圓端朝上、尖端在下，這樣可使蛋黃上浮後貼在氣室下面，既可防止微生物侵入，也有利於保證蛋品品質」。

蛋黃存在於蛋清之中，密度比蛋清小，所以傾向於上浮。不過，蛋黃的兩頭連著繫帶，被繫帶所限制，能夠上浮的範圍並不大。即使圓端朝上，蛋黃也不能浮到「貼在氣室下面」。更重要的是，即便是緊貼它的那部分蛋黃能夠「防止微生物入侵」，氣室在雞蛋中也只是很小的一部分，依然有大量沒有氣室的部位會面臨被細菌侵入的風險。

雞蛋不可橫放保存來自「雞蛋存放久了，尤其是外界溫度較高時，蛋清在蛋白酶的作用下會慢慢脫去一部分水分，失去固定蛋黃的作用。這時如果把雞蛋橫放，由於蛋黃比重比蛋清小，蛋黃就會上浮靠近蛋殼，變成黏殼蛋。」

需要澄清的是，蛋清不會因為蛋白酶的作用脫水，只會由蛋殼非常緩慢的蒸發失去一點水分。雞蛋中固定蛋黃的是繫帶，失水並不會使之失去固定蛋黃的作用。

實際上，有學者研究過雞蛋擺放位置對蛋黃位置的影響，結果是：雞蛋橫放，有利於保持蛋黃在中間。但橫放並不方便，此時立起來放尖端朝上更有利一些。

又有一說是「雞蛋取出後在室溫下會『出汗』，導致微生物透過蛋殼深入蛋液，所以雞蛋已不能保鮮，要馬上食用」。

冰箱的冷藏溫度在攝氏四度左右。除非空氣很潮溼，否則拿出來的雞蛋一般不會出現出汗現象。即便出現出汗，也是空氣中的水蒸氣冷凝，但這並不會造成雞蛋中的細菌增多。

市場上的雞蛋一般是沒有經過清洗的，蛋殼表面保留著保護膜。出汗冷凝的那點水不足以破壞這層保護膜。所以，拿出來的雞蛋盡快食用沒有什麼不好，但如果改變了主意，也完全可以安心的放回去。

敲重點

對於一般家庭來說，不必糾結雞蛋的保存問題。市場上的雞蛋大多數都沒有清洗過，只要選擇表面乾淨的，就能存放較長時間。冰箱只是可以保持更好的「雞蛋品質」，也就是新鮮程度而已。

10 蛋殼顏色跟營養價值無關

超市裡有各式各樣、形形色色的雞蛋：有不同養殖方式的、不同蛋殼顏色的，還有宣稱富含各種特定營養成分的。這些雞蛋價格相差巨大，讓人眼花繚亂，作為消費者，應該如何選擇？

先說個題外話，蛋類的價格和營養並不是正相關。比如鴿子蛋和鵪鶉蛋，生產成本高，市場供應量小，價格自然就昂貴。與雞蛋相比，鴨蛋和鵝蛋的生產成本要更高。雞蛋之所以成為消費主流，主要原因就是養殖場地需求小、飼料轉化率（動物將飼料轉化為體重或產品的效率）高，因而生產成本更低。

不管是哪一種動物蛋，其營養組成本身都不是固定的。不同品種、不同養殖條件、不同產蛋期，蛋的營養組成也可能有差異。但這些差異可以忽略不計，完全沒有必要糾結。

可以確定的是，有機蛋、土雞蛋和規模化養殖的雞蛋，其營養沒有實質性差異。安全性方面，理論上「有機蛋」、「土雞蛋」都沒有獸藥以及抗生素殘留，安全性更有保障。但在現實中，中國各地監管機構多次從有機蛋、土雞蛋中檢測出獸藥超標或者違法獸藥。

在風味方面，規模化養殖的雞吃標準化飼料，雞蛋風味比較統一，而放山雞吃的食物很雜，雞蛋中可能有不同的風味。對於有些人來說，這些「不同的風味」意味著「味道更好」。但味道是一種極為主觀的感受，覺得土雞蛋和有機蛋「味道更好」，也無可厚非。

市場上的雞蛋主要有紅殼和白殼，還有少量綠殼。**蛋殼的顏色基本上是由遺傳決定的，跟雞蛋的營養關係不大**。有趣的是，有些人會覺得紅殼的更好，而有些人會覺得白殼的更好。不過就一般規律而言，很多紅殼要更厚一些，這使雞蛋可食用部分少了一點，但蛋殼厚也代表不那麼容易破。

有些雞蛋的賣點是各種「功效成分」，比如紅心蛋、富硒蛋、DHA蛋等。這些雞蛋被渲染成其營養遠高於普通雞蛋，價格自然也遠高於普通雞蛋。但其實它們與普通雞蛋相比，有的並沒有明顯差異，比如紅心蛋，只需要在飼料中添加一些色素就可以。而富硒蛋和DHA蛋之類的「高營養雞蛋」，硒（Selenium）和DHA含量可能比普通雞蛋高一些，但透過多樣化飲食，完全可以從價格合理的一般食品中充分攝取，沒有必要特地去買比較貴的蛋。

敲重點

雞蛋是各種蛋類中最經濟實惠的選擇。但就雞蛋本身而言，其營養價值沒有實質性區別。

11 溏心蛋VS全熟蛋，哪個更健康？

雞蛋是一種很優質的食物。關於煮雞蛋，也出現了兩大派之爭：有的人喜歡蛋黃沒有凝固的「溏心蛋」，有的人則喜歡蛋黃完全凝固的「全熟蛋」。

許多人認為加熱會破壞營養，所以雞蛋煮熟了就「沒有營養」。其實這是一種誤解。雞蛋為我們提供的主要營養是蛋白質，此外還有比較豐富的礦物質和一些維生素。

加熱不但不會破壞蛋白質，反而有助蛋白質的消化吸收。蛋白質消化的過程，就是胃腸中的蛋白酶把蛋白質大分子切成小片段，直到成為胺基酸（Amino Acid）的過程。一方面，雞蛋中有蛋白酶抑制劑，會降低消化液中的蛋白酶活性，影響消化。經過充分加熱，蛋白酶抑制劑被破壞，蛋白質就更容易被消化。另一方面，蛋白質被加熱後，分子結構更加展開，也有利於蛋白酶發揮作用。

雞蛋中的礦物質則不會受加熱的影響，所以不管是溏心還是全熟，都不影響礦物質的吸收。

維生素對於溫度比較敏感，在加熱過程中的確會損失一部分。不過，比較生雞蛋和全熟蛋的維生素含量，會發現損失量並不大。

簡而言之，全熟有利於蛋白質的消化，溏心有利於減少維生素的流失，但兩者的差別都不算大，不值得糾結。

但在安全方面絕對是全熟蛋勝出。

雞蛋是一種比較容易受到細菌汙染的食品。細菌汙染來自兩種途徑：一是，母雞體內的細菌會轉移到雞蛋當中；二是，由於蛋殼具有很好的通透性，在儲存中遇到的細菌也可能穿過蛋殼而汙染雞蛋。

雞蛋中最常見的致病菌是沙門氏桿菌，汙染雞蛋之後無色無味，不進行專業檢測無法分辨。二〇一〇年十月，美國爆發了一起雞蛋被沙門氏桿菌汙染的事件，被召回的雞蛋總數多達五億顆。採取各種衛生措施的工業化養殖尚且難免，不使用抗生素的「有機蛋」、沒有衛生監控的「土雞蛋」、「放山雞蛋」，存在細菌感染的風險只高不低。

雞蛋中可能出現的致病菌都很怕高溫。美國農業部推薦，雞蛋製品加熱到攝氏七十一度以上，就可以充分消滅致病菌。蛋白的凝固溫度大概在攝氏六十二度左右，蛋黃則在攝氏六十八度開始凝固。溏心蛋的蛋白凝固了而蛋黃沒有凝固，說明沒有達到消滅沙門氏桿菌的溫度。如果正好雞蛋被汙染，就只能自求多福了。而全熟蛋的中心因達到殺菌的溫度，所以安全就有保障。

還有些人喜歡爭論哪種做法更好吃，就像豆花的鹹甜之爭[7]。但好不好吃，自己的感覺才有價值。哪怕全世界的人都認為這種好吃，也絲毫不會影響你覺得那種好吃。

那麼，雞蛋到底該怎樣煮？

如果喜歡全熟蛋，自然是毫無問題；如果喜歡溏心蛋的口感，就需要在美味和安全之間權衡。需要說明的是，「有一定風險」並不意味著不安全、不能吃。許多食物，比如牛排、海鮮、刺身等都存在風險，但可以小心食用。如果雞蛋的生產管理很好，雞蛋本身沒有被細菌汙染，那麼溏心蛋也是安全的。

實際上，在「溏心蛋」和「全熟蛋」之間，還有許多中間狀態。我們也完全可以控制火候，讓蛋黃剛好凝固但又沒有過度加熱。

這一種煮法即是：冷水放入雞蛋，開火煮到水滾就關火，蓋上蓋子等待十分鐘，把雞蛋撈出來放入冷水中降溫，就可以得到「熟而不老」的水煮蛋。

敲重點

全熟蛋的蛋白質更利於消化，溏心蛋含有更多維生素，但兩者差異不大。從健康角度考慮，前者更安全。至於選什麼，自己喜歡就好。

7 中國北方有鹹豆花，西南則有辣豆花，中國南方與臺港澳星馬地區大都是甜豆花。

12 白米怎麼儲藏不容易長蟲？

許多人都遭遇過「米蟲」：好好的白米裡突然出現了許多紅褐色到黑色的芝麻大小的蟲，讓人心裡發毛。

米蟲的學名叫做「米象」，或者「象鼻蟲」。牠們之所以「突然出現」，是因為蟲卵就隱藏在白米本身或者盛放米的容器中。水稻還在田裡時，就可能攜帶著一些蟲卵。此外，在把水稻加工成白米的過程中，機器和倉庫中也可能有蟲卵進入白米中。蟲卵很小，又是半透明的乳白色，也就不容易被發現。

在陰涼乾燥的環境中，這些蟲卵默默的潛伏著。如果一直處於陰涼乾燥的環境，這些蟲卵就不會孵化，最終無聲無息的消失。

但是如果儲存環境發生變化，比如在高溫潮溼的季節，這些蟲卵就可能孵化成幼蟲，然後成蛹、成蟲，再產卵。如果溫度高、溼度大，這個生命週期能短到二十天就完成一次。一隻雌蟲最多可以產下數百個卵，造成「蟲蟲危機」。如果條件不適合，比如溫度降到攝氏十五度以下或者空氣溼度不夠，牠們就會進入休眠狀態，潛伏下來等待時機。

就像許多可以食用的昆蟲一樣，不管是米蟲的成蟲還是蟲卵，都沒有毒素，被誤食也沒有安全問題。牠們咬過的白米，會出現空洞，但並不會影響白米的食用安全性。

當然，米中出現了米蟲，總是很影響食慾，即便不想浪費這些「長蟲的白米」，也還是希望把牠們去掉。其實方法也不麻煩，連米帶蟲在冰箱裡冷凍一個晚上，蟲就被凍死了，然後再仔細淘洗白米，把死去的米蟲去掉即可。

白米是許多家庭不可或缺的主糧，家裡一定要儲存相當數量的白米才安心。總體來說，白米的含水量很低，不容易生長細菌和黴菌，所以只要不受潮，幾乎就不會變質。

儲存時要考慮溫度。如果溫度過高，那麼白米的風味口感會下降較快。如果溫度高且溼度大，就有可能長出米蟲。長了米蟲後，雖然也能吃，但往往不好吃。所以，合理儲存白米，對於確保白米品質是很重要的。

除此之外，還要保持乾燥。只要空氣溼度比較低，米蟲也不易生長。

現代家庭通常人數較少，所以可以買小包裝、真空包裝的白米。只要不開封，放在陰涼的地方，即便空氣溼度大，也不太影響保存期。開封的小包裝，如果短期內吃不完，建議封口後放在冰箱裡，避免長蟲，也有利於保持良好的口感。

敲重點

被米蟲咬過的白米，可以安心食用。合理儲存白米，對於保證白米品質非常重要，既能減少長米蟲，還能讓白米保持更好的口感。儲存時要確保低溫、乾燥。

13 冷凍的正確觀念

冷凍是儲存食物很好的一種方式，然而冷凍對食物的形態會產生一定改變。就肉製品而言，在冰箱裡能放多長時間？細菌會大量滋生嗎？

在冷凍溫度下，微生物停止繁殖，生化反應停止進行，就不會有危害健康的物質出現。所以，如果只考慮食品安全，那麼冷凍食品可以無限期保存。但食品安全只是食品品質的一部分。冷凍時肉中的水分可能會蒸發，並且肉中的一些成分可能會氧化，出現所謂的「凍燒」（Freezer Burn）現象[8]。這樣的肉在外觀、氣味和口感方面會明顯下降。所以，冷凍食品也會設定一個有效期限，**這個**

8 指冷凍過程隨著食品乾燥，空氣造成的氧化漸漸進行，脫水乾燥部位開始收縮硬化及變色的現象。

有效期限是指它們的風味口感能夠接受的期限，而不是說過期了就會危害健康。

有效期限的長短跟冷凍包裝方式密切相關。如果只是把肉扔在冷凍室裡，很快就會出現「凍燒」現象，肉還會吸收冰箱裡的異味。如果密封抽真空再冷凍，就可以冷凍幾個月甚至一兩年。如果是買來的冷凍肉，不開封直接冷凍，過了廠商定的有效期限也沒什麼問題。

在冷凍溫度下，蛋白質不會分解，脂肪也很難氧化，不會產生胺類、醛類、酮類等讓人食物中毒的物質。

冷凍只是讓細菌「冬眠」

在冷凍溫度下，細菌只是停止了增殖而沒有被凍死。當恢復到適宜溫度，它們又會重新活躍起來。也就是說，解凍時細菌也有可能會生長。

細菌在冷凍過程中並不會增加，解凍時細菌的滋生跟冷凍時間的長短也無關。**冷凍一年解凍，並不會比冷凍一天解凍有更多的細菌。**

也就是說，不存在冷凍的時間越長，細胞被破壞得就越多，滲出的蛋白質和水分也就越多的說法。其實，細胞的破壞發生在冷凍的時候。在水從液態轉化為固態的過程中，有一個階段會形成冰晶，從而破壞細胞膜。一旦冷凍到最終溫度（通常是零下十八度），細胞膜也就不會再進一步破壞了。不管冷凍多久，也都是同樣的破壞程度。

現在，很多冷凍食品採用急凍技術，避免了冷凍過程中冰晶的形成，所以細胞幾乎不會被破壞。

一般來說，食物中細菌的生長需要三個條件：菌種、營養成分及溫度。正確的解凍可以避免細菌顯著增加。

生肉在冷凍之前沒有經過殺菌，所以會有一定量的細菌，也就成為解凍時的菌種。肉中營養物質豐富，確實很適合細菌生長。而要控制解凍時的細菌生長，關鍵就是控制溫度。

推薦的解凍方式是提前一天拿出來，放在冷藏室裡解凍。這個解凍時間會長達若干小時，但溫度不會超過冷藏溫度，可抑制細菌生長。

最快速的解凍方式是微波爐。很多微波爐有「解凍」功能，可以在很短的時間內解凍，也不需要擔心細菌生長。但是，微波解凍不夠均勻，有可能表面的肉都熟了，裡面的肉還沒有退冰。

在冷藏解凍和微波解凍之間的折衷，是把密封的肉放在冷水裡解凍，中間換幾次水。密封可以保證不增加其他細菌；冷水不會使肉的表面溫度升高，細菌也難以快速生長；但因為水溫比冷藏溫度高且水的傳熱效率高，所以解凍速度要快得多。

敲重點

冷凍食品有效期限的長短跟冷凍包裝方式密切相關。食物中細菌的生長需要三個條件：菌種、營養成分和溫度。正確的解凍可以避免細菌顯著增加。

14 鮮肉、排酸肉、冷凍肉

在超市裡買肉，會看到「鮮肉」（溫體肉）、「排酸肉」（冷藏肉）、「冷凍肉」等不同種類。它們之間有什麼不同，我們又該如何選擇？這就要從動物宰殺後肉的變化說起。

動物活著的時候，肉是弱鹼性的，比如活豬肉體的pH值[9]通常在七．四左右。動物被宰殺之後，體內的酸鹼調節系統停止工作，肝醣和其他一些物質分解，產生乳酸（Lactate）和磷酸（Phosphoric Acid），肉的酸度就會慢慢增加。隨著酸度增加，肌肉中的蛋白質凝固，肌纖維變硬，肉的口感就變差了。這個狀態，被稱為

9 亦稱酸鹼值，是溶液中氫離子活度的一種標度，也是衡量溶液酸鹼程度的最普遍標準。

「僵直」。

當肝醣繼續分解，產生更多的乳酸，肉的pH值會進一步下降，肉質開始變得鬆軟有彈性，口感變好，少量蛋白質降解為胺基酸，肉的風味有所上升。這個時候，被稱為「熟成」。

「熟成」後的肉如果繼續在常溫下存放，肉中的蛋白質和脂肪會繼續分解，細胞發生自溶（Autolysis），肉的風味和口感都變差。這個時候，肉就開始變質了。

所以，動物屠宰後，如果在僵直狀態之前食用，口感風味還是很好的。潮州牛肉講究現殺、新鮮，就是要避免進入僵直狀態。否則，就要等到肉進入成熟期，才會有更好的風味口感了。

■鮮肉

鮮肉，是指「宰殺、加工後，不經過冷凍處理的肉」。在傳統的屠宰加工中，通常是半夜開始宰殺，早晨上市銷售。消費者買到的肉，差不多是在宰殺後六小時到十小時內。在這個時間裡，肉的溫度從「體溫」慢慢降到「室溫」，這個溫度非常適合細菌的生長。

這樣的肉，名義上稱作「新鮮」，但因其處於僵直期，風味和口感往往會比較不好。

■排酸肉

宰殺後六小時到十小時的鮮肉，風味口感都相對較差。對於消費者來說，買回這樣的肉，可以再存放一段時間，等它進入熟成期再烹飪食用，風味口感就會比較好。不過，它已經在常溫下放置了較長時間，繼續常溫存放，可能會滋生更多細菌。所以可以把它放在冰箱裡，第二天再烹飪食用。

但這樣的做法比較麻煩，而且在購買前的那幾小時內，肉也可能受到細菌、蒼蠅等汙染，衛生狀況下降。

為了克服這些不足，排酸肉出現了。「排酸肉」的全名是「冷卻排酸肉」，在中國標準中簡稱為「冷卻肉」，而在生活中則簡稱為「排酸肉」、「冷藏肉」。它是指在符合規範和良好的衛生條件下，活畜禽屠宰後檢驗檢疫合格，經冷卻技術處理，使肉中心溫度降至攝氏零度到四度，並在儲藏運送過程中始終保持此溫度的生鮮肉。

也就是說，冷藏肉從屠宰環境和作業流程開始就有更高的要求，宰殺之後要快速冷卻到冷藏溫度，然後一直保持冷藏狀態。在這個溫度下，肉經過僵直達到成熟的時間比較長，通常要二十四小時以上，但它能夠有效避免細菌生長和細胞自溶，達到熟成期後肉的風味和口感更佳。

排酸肉的加工時間更長，對於屠宰、加工和儲存的要求更高，成本也就更高，所以超市裡銷售的價格也較貴。如果我們對於肉的安全性和風味口感有更高的要求，為這個價格差異買單還是值得的[10]。

■冷凍肉

不管是鮮肉還是排酸肉，都不能長期存放，即便是放在冰箱裡冷藏，也會很快變質。

要長期存放肉類，就需要冷凍。「冷凍肉」指的是宰殺、加工後，在攝氏零下十八度及以下冷凍處理的肉。傳統的冷凍方法降溫速度較慢，肉中會形成冰晶而破壞細胞，解凍之後對肉的口感影響很大。現在，通常是在宰殺後進行預冷[11]，然後進行急凍，即讓肉中心的溫度達到零下六度之後，再轉入零下十八度冰箱冷凍保存。在急凍中，肉的溫度快速降低超過結晶點，避免了冰晶的形成，得以讓肉質保持得更好。

冷凍肉可以長期保存，安全性也更高，這是它最大的優勢。當然，因為「冷凍—解凍」，肉的風味口感比起鮮肉有所下降。尤其是自己買回來的鮮肉不能及時吃完而冷凍保存，因為不是急凍，對風味口感的影響就更大。如果是符合規範生產的冷凍肉，不拆封、一直保持冷凍，那麼風味口感的差別也不算很大。

最後需要強調一點：市場上有部分商家把冷凍肉解凍到冷藏溫度，宣稱「冷藏肉」進行銷售，這是違反標準的，屬於虛假宣傳。

10 臺灣市面上的肉品大都經過排酸才出售。
11 指在運輸、冷藏或加工前，使產品快速降溫的處理措施。

敲重點

鮮肉是指宰殺、加工後不經過冷凍處理的肉，「僵直」狀態後風味和口感較差；排酸肉即「冷藏肉」，是經冷卻技術處理的生鮮肉，風味和口感較好；冷凍肉是在零下十八度及以下冷凍處理的肉，其風味和口感會受到稍許影響。

15 紅褐色的綠豆湯

綠豆湯是一種很受歡迎的飲品。在夏天喝一碗綠豆湯，無疑是一種享受。不過，有的人煮出來的綠豆湯是綠色，而有的人煮出來的卻是黃褐色甚至發紅，這是什麼原因呢？

綠豆的皮是綠色的，其中含有比較多的葉綠素。在煮的過程中，葉綠素溶解到湯中，也就呈現出綠色。

綠豆皮中還有豐富的黃酮類物質（Flavonoids）。這些黃酮類物質在自然狀態下不會影響葉綠素本來的綠色。但是，如果它們與一些金屬離子結合或者被氧化，顏色就會變深，比如黃色、紅色甚至褐色。這些深色的色素與葉綠素混在一起，葉綠素也就呈現不出綠色了。

要煮出綠色的綠豆湯，關鍵就是避免黃酮類物質的氧化。如果水中有金屬離子，一方面會促進黃酮類物質氧化，另一方面也可能直接與一些黃酮分子結合而呈現出較深的顏色。

以下方式有助於避免黃酮類物質氧化和顯色：

- 用陶瓷鍋，不用鐵鍋。鐵鍋會溶出一些鐵離子，雖然量很少，但也足以促進黃酮類物質氧化。而陶瓷鍋、合格的不鏽鋼鍋，則幾乎沒有金屬離子溶出，可以避免黃酮類物質氧化。
- 用純淨水而不是自來水。自來水中有較多鈣、鎂離子，還有一些餘氯，也會促進黃酮類物質氧化。
- 把水燒開一會兒再下綠豆。把水燒開，繼續煮沸一會兒，可以讓其中的氧氣盡量跑掉。氧氣少了，也就不容易發生氧化了。
- 煮的時候蓋上鍋蓋，減少空氣溶入水中，以減少氧化反應。
- 稍微加一點白醋或者檸檬汁，降低水的pH值。弱酸性不利於氧化反應的發生。不過要注意的是，白醋或者檸檬汁加多了會讓綠豆湯變難喝，得不償失。

- 可以嘗試在水裡加一片維生素C。維生素C具有很強的抗氧化性，可以保護黃酮類物質不被氧化。

即便是採取了上面這些措施，也只能讓綠豆湯保持「更長時間」的綠色。煮得再好的綠豆湯，長時間放置也會逐漸變成黃褐色甚至紅色。

實際上，**綠豆湯「不綠」，並不影響食用。**黃酮類物質氧化變色了，也不會變得「有毒有害」，只是風味可能有所不同。這就類似於優質的綠茶茶葉泡出來的茶是無色或者很淺的黃綠色，但放久了，也會因為茶多酚被氧化而逐漸變黃。

敲重點

無論是綠色的綠豆湯還是紅色的綠豆湯，都可以放心飲用。

16 豆子怎麼煮才快熟？

豆類雜糧通常都難以烹煮。由於其有堅硬的外殼，沒有煮爛的話很難下咽。利用壓力鍋當然是一個簡單的解決方案，但是在古代，人們有什麼辦法來解決這個問題呢？

在歐洲，有一本無名氏寫於一八三八年的書，介紹了兩個煮豆類的祕訣：一是用河水或者溪水，不要用井水；二是，如果只有井水可用，就在裡面加入蘇打粉。隨著蘇打粉的加入，水會變白變混濁，一直加到水不再變白為止，然後用澄清的水來煮豆類。

分子美食學的創始人艾維．提斯（Hervé This）對這種民間智慧充滿了興趣。他試圖用實驗來驗證這些祕訣，並且尋求背後的科學原理。他首先想到的是：蘇打粉的加入增加了水的鹼性，是不是酸鹼性對煮豆類會有影響呢？他的實驗證實了這一猜測。

為什麼加鹼有助於把豆類煮爛？提斯分析說，豆類的堅硬外皮是由果膠和纖維素組成的，而果膠分子中有大量的羧基（Carboxyl Group）。羧基是有機酸的一種，醋之所以酸就是因為醋酸分子中有一個羧基。在酸性環境中，羧基會老老實實的待著；而在鹼性環境中，羧基的氫原子會離家出走，跟鹼「私奔」而去。這樣，剩下的羧基就因為缺了氫原子而帶上負電。不同的果膠分子都帶上負電，就會互相排斥。正所謂最堅固的堡壘總是從內部攻破，當果膠分子們互相內鬨，由它們組成的豆類外皮也就土崩瓦解了。

在水裡加蘇打粉，其作用並非僅僅是增加鹼性。河水、溪水與井水的區別，還在於水的硬度。

水的硬度是衡量水中鈣和鎂含量的指標。井水中的鈣、鎂離子多，所以水的硬度高。蘇打粉是碳酸鈉（Sodium Carbonate），能與鈣、鎂離子結合生成沉澱。加入蘇打粉後看到水變白，就是沉澱出來的碳酸鈣（Calcium Carbonate）和碳酸鎂（Magnesium Carbonate）。當沒有更多的白色沉澱產生，就說明其中的鈣、鎂被除去得差不多了，水的硬度也大大降低了。

從無名氏的民間智慧來看，是不是水的硬度對煮豆類也有影響？為了驗證這一點，提斯繼續做實驗。而實驗結果再次證實了他的想法。提斯解釋說，鈣離子含有兩個正電荷，能夠與豆類外皮中的植酸（Phytic Acid）和果膠結合。這種結合把它們緊緊拉在一起，要想攻破很費力。

現代人當然不用再這麼費力。很多人用的桶裝水是經過純化的，水的硬度本來就不高。溫度是影響煮豆類的顯著因素。在壓力鍋裡，溫度能夠達到攝氏一百一十度到一百二十度，雖然這只比普通鍋裡高攝氏十度到二十度，但已經足以使煮豆效率大大增加。

增加鹼性對於把豆煮熟很有效，但是它也會帶來其他影響。比如煮綠豆，人們除了希望將綠豆煮熟，還希望盡量保持湯的鮮綠和營養。雖然加鹼可以更快煮熟，但是綠豆湯中的一些多酚化合物，在鹼性條件下會被迅速氧化，生成棕褐色的色素，從而使綠豆湯變色。此外，酸鹼性對湯的味道也會有很大影響。所以，要不要透過加鹼來加快煮豆類，需要綜合考量。

敲重點

要想把豆類煮得爛熟，除了用壓力鍋、增加烹煮時間外，用純淨水也是一種有效方法。

17 炸不出油炸味的氣炸鍋

在與生俱來的飲食偏好中，油炸食品是大多數人喜歡的。隨著人們健康意識的抬頭，「油炸食品不健康」的理念也逐漸普及，但在美味與健康的糾結中，人們往往敗給了舌尖。

氣炸鍋的出現似乎給人們帶來了一個兩全其美的解決方案。所謂氣炸，就是不用油，透過操控空氣的溫度與流動產生油炸的效果。

本質上說，氣炸鍋其實跟烤箱更為接近——只不過它的熱空氣是受控流動的，傳熱效率會比傳統的更高。

油炸的本質，是以高溫的油為介質加熱食材，而氣炸鍋則是把熱空氣作為介質——既然都能夠達到足夠的溫度，也能夠透過對流高效的傳熱，氣炸是否就能完美的代替油炸？

氣炸 PK 油炸

從消費者的使用體驗來看，有的食材如油炸半成品，或者本身含油量較高的食材，氣炸的效果尚可；而對於那些本身含油量較低的食材，氣炸就相形見絀了。但不管什麼食材、多先進的氣炸鍋、多高明的廚藝，都只能說「可以做出比較好吃的食物」，而這種「好吃」跟真正油炸食品帶來的口味、口感有著明顯不同。

這是因為在油炸的過程中，油並不僅是加熱介質，它也參與風味的形成。

很多人都知道油炸食品的特有香味來自梅納反應（Maillard reaction）。梅納反應是一連串極為複雜且不確定的化學反應，基本的反應物是糖和胺基酸，碳水化合物和蛋白質是糖和胺基酸的供體。在高溫下，糖和胺基酸會發生多步、多方向的反應，中間會生成許多中間產物。這些中間產物會繼續相互反應，也可能與其他物質發生反應，最終讓食物呈現焦黃亮麗的顏色，同時釋放出多種揮發性的分子，產生誘人的香味。

食用油中的脂肪酸分為飽和脂肪酸和不飽和脂肪酸，前者穩定性比較好，後者容易發生氧化反應。脂肪酸氧化也是一連串複雜且不確定的反應，跟梅納反應一樣，生成的中間產物會繼續互相反應，也能與其他物質發生反應。

在油炸食品中，梅納反應和脂肪酸的氧化反應同時存在，其中間產物會互相進入對方的反應體系中。或者說，糖、胺基酸和脂肪酸形成了一個集成了梅納反應和油脂氧化反應的反應體系，最終形成了油炸的特有風味。

那麼風味又是由什麼決定？

脂肪酸氧化對於油炸風味的影響並不確定是「好」或者「壞」。不同的油其脂肪酸組成不同，在高溫下氧化的產物也不同。此外，其他雜質的含量對油脂的氧化也有一定影響。有的氧化產物會讓風味更好，而有的則讓風味更差。餐飲行業早已發現，不同的油炸出來的食物風味並不相同。比如同樣的食材，用豬油或者花生油炸出來的食物，比大豆油炸出來的更香。不用油的「氣炸」，風味跟炸出來的差別明顯，也就很容易理解了。

大型連鎖餐飲企業面臨的一大挑戰，就是要保證油脂的穩定性。早些年，速食行業普遍使用氫化植物油，配方與技術也都是基於氫化植物油進行開發和優化的。

後來，氫化植物油中的反式脂肪（Trans Fat）被證實有害健康，不用它是大勢所趨。但監管機構沒有一步到位的禁用，而是給了相當長的時間作為過渡期，促使行業逐漸淘汰氫化植物油。這樣做最大的原因就在於，如果突然禁止使用，餐飲行業一時間找不到合適的替代品來保證產品的平穩替換，對於消費者並沒有好處。但透過食品科學家們不斷的調配油的組成、改進油炸的技術，現在已經成功的完成了替代——即便不用氫化植物油炸，消費者也幾乎感覺不出差異。禁用氫化植物油，也更容易實現了。

在日常使用中，人們還發現：使用過一段時間的油，比新油炸出來的風味更好。原因在於，油在使用中累積了一定量的氧化中間產物，這些產物參與到梅納反應中，對於風味物質的形成與組成產生了好的結果。但如果油使用的時間過長，累積的中間產物自身的風味參與到梅納反應中，對於風味的形成就可能起到反效果。

所以，大型的油類供應商以及速食企業會深入研究，不同的油在不同的油炸過程中發生的變化，從而掌控它們對於風味的影響，並且追蹤「有害副產物」的變化，從而讓油能夠在成本、風味與安全性之間獲得最佳平衡。

敲重點

不同的油其脂肪酸組成不同，油炸出來的食物風味也不相同。這就是「氣炸」的風味跟傳統油炸出來的食物風味有明顯差異的原因。

第三篇

社群媒體上的以訛傳訛

01 生酮飲食的減肥原理

在與健康有關的話題中，減肥無疑是經久不衰的熱門話題。任何一種稍微能夠「自圓其說」的飲食方式或者減肥方法，都能夠吸引一大批人追隨嘗試。生酮飲食（Ketogenic Diets）就是其中的一種。

生酮飲食是指高度限制碳水化合物、大量攝取脂肪的食譜。典型的生酮飲食中，來自脂肪的熱量占總熱量的七〇%到八〇%，來自蛋白質的熱量為一〇%到二〇%，而來自碳水化合物的熱量只占五%到一〇%。這跟各國膳食指南推薦的三大營養素比例大相徑庭。

人體的生理活動需要熱量。正常情況下，熱量由碳水化合物來提供。光是大腦活動所需要的熱量，每天就需要一百二十公克葡萄糖。

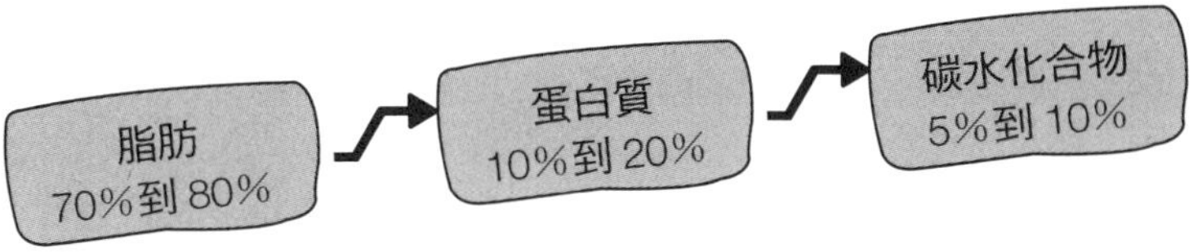
脂肪
70%到 80%
蛋白質
10%到 20%
碳水化合物
5%到 10%

▲ 生酮飲食的餐食組合比例。

當人體處於飢餓或者碳水化合物缺乏的狀態，就會消耗肝醣以及暫時分解肌肉來供能。如果這樣的狀態持續三、四天，肝醣消失殆盡，血液中的胰島素指數大大降低，身體就會分解脂肪來作為主要熱量來源。

在肝臟中，脂肪被分解為酮體（Ketone Bodies）作為葡萄糖的替代品。這種替代，自然會改變身體的代謝狀態，從而影響健康。

於是問題就變成了：這種影響，是否有助於減肥？其對整體健康會有什麼樣的影響？

在十九世紀，生酮飲食被用於治療糖尿病患者。二十世紀，人們發現生酮飲食對治療兒童癲癇有明顯效果。當酮體在血液中累積，就會減少癲癇的發生。資料顯示，生酮飲食能讓癲癇的發作頻率至少減少一半。

不過，生酮飲食有明顯的不良反應，比如便祕和腎結石。採用生酮飲食的兒童，約有五%會出現腎結石。這個不良反應已經算是相對嚴重了，而後來又出現了有效的抗癲癇藥物，生酮飲食也就慢慢淡出了人們的視野。

一九九〇年代中期，好萊塢導演吉姆・亞伯拉罕斯（Jim Abrahams）的兒子患有嚴重癲癇，透過生酮飲食得到了很好的控制，之後他建立了一個基金會來推廣這種療法。由於演藝圈名人的號召力巨大，加上許多媒體也參與了生酮飲食的宣傳，生酮飲食迅速竄紅，這也促進了科學家們的研究。

除了兒童癲癇，生酮飲食還被用於許多跟神經有關的疾病，比如阿茲海默症（Alzheimer's Disease）、自閉症、帕金森氏症等。有一些初步研究顯示了生酮飲食有一定的作用，不過綜合權衡效果與證據強度，並沒有達到臨床推薦的等級。

生酮飲食減肥，是以損害健康為代價

對於大多數人來說，對生酮飲食的興趣是它能否幫助減肥。

有許多研究探索過生酮飲食對減肥的影響。大多數研究的持續時間都比較短，一般在四週到十二週，少數持續時間能到一年。總體來看，生酮飲食能夠使體重降低，此外，體脂率、胰島素指數、血壓、腰臀比等指數也有所改善。

當血液中的酮體含量過高時，人體會處於酮血症的狀態。在這種狀態下，腎會排出酮體和體液，從而導致人體脫水，體重迅速減輕。或許這就是有的人採用生酮飲食導致體重迅速下降的原因。

當遵循生酮飲食時，人體可能會出現許多不適，比如飢餓、疲勞、情緒低落、便祕、頭痛等。較長時間的生酮飲食會增加腎結石、骨質疏鬆和高尿酸的風險。

相對於癲癇的控制，這些不良反應或許可以接受。但為了降低體重而承擔這樣的風險，可能就不值得了。

從實驗結果來看，短期的生酮飲食對於減輕體重以及改善某些生理指數有一定幫助。不過，如果跟其他健康的減肥方式相比，生酮飲食就沒有什麼優勢了。

首先，生酮飲食已經有明確的不良反應。其次，長期採用生酮飲食容易營養不良，其對健康會有什麼樣的影響，也還沒有充分的研究。

敲重點

作為一種醫療手段，生酮飲食是值得研究和關注的。至於日常生活中用它來減肥，就不是一種好選擇了。

02 愛美人士追捧的酵素

傳說中酵素有「排毒」、「減肥」、「美容」等特殊功效，但酵素真的有這些神效嗎？

「酵素」其實是個日語詞彙，在中文裡，它早就有個正式的名字——酶。酶是大多數生命活動中不可或缺的催化劑，各種酶的缺乏往往會帶來或大或小的問題。

「水果酵素」的製作流程大致是：把某種水果切塊，加上糖，密封放置一段時間得到的產物。這其實就是一個簡單的發酵過程，外加的糖與水果中的糖為細菌生長提供了「主食」，水果中的細菌獲得了安居樂業的生存空間。在細菌的代謝中，糖被轉化成酒、乳酸、醋酸等，同時也產生各式各樣的酶。

如果把水果換成青菜或芥菜，得到的是酸菜；換成蔬菜，並加入大量的水，得到的是泡菜；換成煮熟的大豆，得到的是醬油；換成煮熟的糯米，並加入酒麴，得到的是酒釀。

準確的說，「水果酵素」是水果的發酵液，而不是真正意義上的酶。與那些傳統的發酵食品相比，「水果酵素」的不確定性更大，而「水果酵素」裡真的有什麼，只有天知道！

那吃酵素到底有沒有用？

商品行銷中常見的銷售術語：「這個東西對身體很重要，所以你需要補充。」有些成分的確如此，比如維生素、礦物質。而酶，哪怕是真的缺少，透過口服來補充也沒什麼用。這是因為酶的本質是蛋白質，其活性的基礎是蛋白質的完整結構。吃到肚子裡，**經過胃的酸性環境，幾乎沒有哪種酶能夠保持「完整」**。即使有，想要發揮作用，還得碰巧被直接吸收進入血液。

那些覺得服用酵素有用的人，首先應看看手裡的酵素產品是不是「三無」產品；其次要仔細分辨其配方中是否有添加具有排便作用的成分，比如膳食纖維，如：果膠、菊粉（Inulin）；最後就要考慮，這種有效會不會只是出於強大的心理安慰。

為什麼有的人會有效？

因為自己發酵的過程無法進行品質監控，有可能出現致病細菌或者有害代謝產物，喝了導致腹瀉——很多人，會把這種反應當成了排毒、減肥。

甚至還有一些酵素產品，為了體現「通便」效果，在其中加入了其他通便成分。這類產品看起來很有效，但其實跟酵素沒什麼太大關係。

敲重點

酶的本質是蛋白質，經過胃液消化，其活性幾乎喪失殆盡。想要透過口服酵素瘦身、美容、排毒，就想太多了。

03 超級食物黑巧克力

有科學研究顯示黑巧克力可以減肥，不少明星也透露自己減肥的小祕訣是黑巧克力。黑巧克力真有這麼神奇嗎？

巧克力的核心原料是可可脂與可可粉。可可豆經過發酵、烘烤、去皮等處理之後，被研磨壓榨成「可可漿」，也叫「可可膏」。可可漿能夠被分離為可可脂和可可粉，然後進一步加工成其他食物。

可可脂是一種植物油，其飽和脂肪含量很高，熔點在攝氏三十四度到三十八度，所以具有「只溶在口，不溶在手」的特點。可可粉則是萃取了可可脂的可可豆殘渣，類似於大豆榨完油之後的「豆渣」。可可豆中含有的鐵、鎂、錳、鋅等礦物質以及各種多酚類化合物，經過處理後，主要存在於可可粉中。可可粉中有大約六〇%的碳水化合物、二〇%的蛋白質以及超過一〇%的油脂，具有濃重的苦澀味。

典型的巧克力需要在可可漿裡添加可可脂，以及牛奶或奶粉、糖等其他配料。可可脂改善了口感，而其他配料降低了可可粉的苦澀，使巧克力具有良好的風味和口感。

白巧克力是完全不含可可粉的，主要是糖、牛奶和可可脂的混合物，因而沒有苦味。黑巧克力則是另一個極端，含有大量的可可粉。可可粉中含有多酚類化合物，**巧克力中的可可粉含量越高，巧克力就越「黑」，其特有的苦澀味就越濃郁。**

黑巧克力「可能」有益健康

多酚類化合物是植物的代謝產物，具有抗氧化作用，越來越多的證據顯示它們對人體健康有諸多好處，尤其是心血管健康，有助於降低第二型糖尿病風險等。此外：可可粉中的礦物質，也是人體健康所必需的。

因為黑巧克力含有更多的可可粉，富含多酚類化合物，所以人們自然會聯想黑巧克力是不是有利於健康。相關研究不少，不過其中品質高的並不多。《英國醫學期刊》（*The BMJ*）在二〇一一年十一月發表了一篇系統文獻回顧（Systematic review）的文章，作者搜索了各個科學論文資料庫，也只找到七項符合品質要求的研究。而且，這七項研究都只是流行病學調查，並沒有科學證據等級更高的隨機對照試驗[1]。這七項研究共涉及十一．四萬多名志願者，追蹤時間長達八年到十六年。研究的結果是：與吃巧克力最少的人群相比，吃巧克力最多的人群的心血管疾病發病率要低三七％，腦中風發病率低二九％。不過，這些研究對「吃的最多」缺乏統一定義，有的是「多於一週一次」，有的是「多於一天一次」，還有的是「多於一週五次」。

簡而言之，這篇系統文獻綜述（Systematic Literature Review）指出：**吃巧克力對於心血管健康可能有好處，但是科學證據並不充分。**需要注意的是，這裡的巧克力一般是指黑巧克力或者可可粉。此後，又有一些相關研究。不過就像《國際環境研究與公共健康期刊》（*International Journal of Environmental Research and Public Health*）二〇一九年發表的一篇關於巧克力與健康的系統文獻綜述給出的結論：沒有明確的科學證據支持傳說中的那些健康益處。

而黑巧克力有助於減肥更只存在理論中。

科學家們跟巧克力愛好者一樣關心，黑巧克力中的多酚類化合物是否對減肥有額外的幫助。二〇一三年的《植物療法研究雜誌》（*Phytotherapy Research*）上發表了一篇文章，作者搜集整理了此前涉及黑巧克力減肥的研究，指出：多酚類化合物對減肥的作用有一些細胞研究、動物研究和人體研究，顯示了一定的可能性；學術界也提出了它們幫助減肥的一些機制，比如降低與脂肪酸合成有關的基因表達、抑制脂肪和碳水化合物的消化吸收、增加飽腹感、降低食慾等；黑巧克力幫助減肥的研究證據存在，但並不充分。二〇二〇年，《營養素》上的另一篇系統文獻綜述總結了過去十年間關於可可多酚與黑巧克力對肥胖影響的研究文獻，結論依然是「不同研究結果之間存在衝突」。

所以，基於目前的科學證據，只能是：「在推薦食用少量黑巧克力來減肥之前，還需要長期的臨床研究。」

1 Randomized Controlled Trial，簡稱 RCT，是一種對醫療衛生服務中的某種療法或藥物的效果進行檢測的手段。隨機對照試驗的基本方法是，將研究對象隨機分組，對不同組實施不同的干預，在這種嚴格的條件下對照效果的不同。在研究對象數量足夠的情況下，這種方法可以抵消已知和未知的混雜因素對各組的影響。

敲重點

透過吃黑巧克力來減肥這件事，理論上有可能，但目前科學證據還很有限，並不建議大家這麼做。

04 清腸排毒法，先諮詢醫生

現代都市生活中，人們對健康越來越關注，各種養生、保健方法層出不窮，「清腸」就是其中很流行的一種。有些人為腸道做「水療」，吃保健食品；有些人放棄雞鴨魚肉，改吃素食；有些人，不吃米飯，只吃粗糧……。

與「清腸」如影隨形的概念是「宿便」。人們認為「便」是汙穢的，所以必然含有很多「毒」。當它們「宿」於體內，那些毒就會被吸收從而危害身體，所以就有必要透過清腸把那些宿便排出，並且把附著於腸壁的那些「便」與「毒」也一起清除掉。

實際上，**現代醫學中並沒有宿便的概念**。宿便與腸毒都只是臆想，並不符合科學事實。

食物在胃裡進行「預消化」，然後進入小腸進行充分的消化和吸收，剩下的殘渣進入結腸。這些殘渣中的電解質和水分會被進一步吸收，而膳食纖維會被腸道菌分解一部分，剩下的殘渣到達直腸就變成了「便」。

從小腸到達直腸的時間較長，所以殘渣的組成與身體狀態都會影響便的狀態。如果通過得比較快，吸收得少，大便就會比較軟，極端情況就會出現腹瀉；如果通過得很慢，水分被吸收得過多，殘渣就會比較硬，極端情況就會出現便祕。

大便是食物的殘渣，消化吸收的過程並不會產生毒素，進入大腸被腸道菌發酵，正常情況下也不會產生毒素。也就是說，「大便中有毒素」本身只是臆想。對於食物中可能存在的毒素，一般很難在形成「大便」後被吸收。

既然毒是臆想出來的，清腸排毒自然就沒有必要。大便在體內「宿」多久，跟食物和身體狀況有關。但只要不是便祕，能夠正常排便，就沒有必要去糾結它「宿」了多久。

即便沒有必要，「清一清」會怎樣？這就需要根據「如何清」來討論。

比如腸道 SPA，即大腸水療，號稱可以「排出體內毒素，改善便祕、腹瀉，調節腸道菌群結構，預防結直腸癌，並有美容、減肥、調節內分泌等作用」，基本上就是堆砌了各種跟健康有關的流行用語。這種療法是讓純淨水或者含有藥物的水經過結腸流進流出，從而促進排便，並把腸「清洗乾淨」。但是，大便在大腸中的停留是有健康意義的。

人體要從中吸收水和電解質，而「有便意」的時候大腦會發出指令，從而完成排便。透過水療，相當於強行制止了腸道對水和電解質的吸收，並且透過刺激腸道欺騙大腦發出排便的指令。

人體本來有自己的運行方式，偶爾干擾問題不大。但**如果經常強行干擾，它會在你的「精心呵護」中變得混亂。**

市面上還有許多清腸的保健食品。但其實很多清腸保健食品都是透過添加藥物來刺激腸黏膜神經，引起排便反射，從而促進排便。如果真的是嚴重便祕，使用藥物也是合理的選擇。不過要不要選擇藥物、選擇什麼樣的藥物，最好諮詢專業醫生，不要只是透過廣告和推銷，選擇那些被吹得天花亂墜的保健食品。

敲重點

對於大部分人來說，如果只是輕微的便祕，可以先透過改變飲食、避免久坐、增加運動量來緩解。至於清腸，請理性看待。

05 喝醋養生，還停在初步研究

醋是一種歷史悠久的發酵食品，在發展過程中還被人們賦予了各種「功效」——開胃消食、保健養生、減肥消脂，甚至入藥治病。

醋裡到底有什麼？不管是哪種醋，核心成分都是醋酸。釀造的醋是用酵母把糧食中的碳水化合物轉化成乙醇，再用醋酸菌進一步轉化成醋酸。因為原料和發酵微生物的多樣性，醋中還有一些檸檬酸（Citric Acid）、蘋果酸（Malic Acid）甚至乳酸等。此外，醋還含有原料中的一些維生素、胺基酸、礦物質、多酚類化合物等。醋酸之外的這些成分，為醋帶來了不同的風味。

關於「喝醋養生」的說法是指醋可以軟化血管、降血脂。這個說法其實來自十多年前的一些動物實驗和流行病學調查。當時，對這些研究的評價是「非常初步，需要進一步的研究。」但這麼多年過去了，並沒有深入的研究，那這個說法就很值得懷疑了。

醋中有一些營養成分，在體外的細胞實驗和動物實驗中顯示「可能有抗癌功效」，這就被演繹為喝醋可以抗癌。不過，多數食材也都含有這些成分，而且更為豐富。更有趣的是，二〇〇三年中國的一項病例對照研究顯示，喝醋有利於降低食道癌的發病率，其作用與攝取蔬菜、豆類差不多。而二〇〇四年國外發表了一項類似研究成果，卻顯示喝醋會導致膀胱癌的發病率增加四．四倍。

醋被研究過的其他功效還有防治糖尿病、血脂異常、高血壓、肥胖等。直到今天，這類研究基本上都是體外細胞實驗、動物實驗或者流行病學調查，只有極少數的臨床試驗，而且樣本數也很少。這樣的研究在科研領域叫做「初步研究」，不能作為任何結論的證據。但在廣告行銷中，商家就把這類研究演繹成「現代科學研究證實」。

還有許多人喜歡用醋或酒來泡東西，相信這樣的「藥酒」、「藥醋」會有特別的功效。其實，在這個過程中，醋和酒只是起到了溶劑的作用，並不會產生新的物質。如果所泡的東西是可以直接吃的，那麼直接攝取「目標成分」的效率反而更高。如果所泡的東西是不能直接吃的，那麼就得考慮功效成分是什麼、浸泡後的萃取率有多高等問題了。就通常人們用醋泡的那些東西而言，「功效成分」往往也是「幻想」出來的，指望泡了營養品的醋有什麼保健功能，基本上是一廂情願。

敲重點

醋的核心成分是醋酸，「喝醋養生」僅停留在初步研究的階段，並沒有得到證實。而藥醋還要看泡的是什麼、泡了多久，就別指望它能有什麼保健功能了。

06 十種空腹不能吃的食物，孰真孰假？

網路上盛傳著許多「空腹不能吃」的食物，下面是最經典的十種：

■**番茄**：「番茄中含有大量的果膠，會使胃內壓力增強，造成胃擴張和胃痛。」

真相：且不說空腹吃果膠會造成胃擴張和胃痛這個說法是否正確，這裡對番茄的描述並不正確：一百公克番茄中的膳食纖維含量是一．二公克，而果膠只是膳食纖維的一種，也就是說番茄根本不是「含有大量果膠」。

■**香蕉**：「香蕉中含有大量的鎂，空腹吃會使人體中的鎂突然升高，對心血管產生抑制作用，有害身體健康。」、「香蕉鉀含量太高。」

真相：香蕉中的鎂含量並不算高，低於許多綠葉蔬菜、堅果、魚類、豆類和粗糧。香蕉中雖然含鉀豐富，但相對於人體需求量也是遠遠不夠的。

■**柿子：**「柿子中含有大量的果膠、單寧，食用後容易與胃酸形成難溶解的凝膠塊，出現噁心、嘔吐、胃潰瘍等症狀。」

真相：空腹攝取大量單寧確實可能導致胃部不適，但單寧含量高的柿子會有明顯的澀味。所以，**不應該空腹吃「澀柿子」，熟透的柿子可以空腹吃。**

■**山楂：**「山楂中含有大量的有機酸，空腹吃會加重胃酸，對胃黏膜造成刺激，導致胃脹、胃酸、加重胃痛。」

真相：胃酸的pH值比這些有機酸都要低，所以**空腹吃山楂不會引起胃酸。**

■**鳳梨：**「鳳梨裡含有鳳梨蛋白酶，空腹吃會傷胃，最好在飯後再吃，營養成分才能被吸收。」

真相：鳳梨裡的「鳳梨蛋白酶」，其活性範圍是中性偏酸，在胃的強酸性下，基本上沒有活性，想要傷胃，力有未逮。

■**牛奶：**「牛奶中含有大量的蛋白質，空腹飲用只會使蛋白質『被迫』轉化為熱量消耗掉，無法發揮營養滋補的作用。」

真相：牛奶中含有約三%的蛋白質，但同時還有四%的脂肪和五%的乳糖，有足夠的糖被轉化為熱量，並不需要「動用」蛋白質。乳糖不耐的人喝牛奶時會出現不耐反應，空腹時反應會更明顯。

■**蜂蜜：**「空腹喝蜂蜜水會使體內的酸性增加，時間長了會得胃潰瘍。」

真相：蜂蜜水就是糖水；**沒有什麼食物可以使體內的酸性增加。**

■**優酪乳：**「優酪乳空腹喝會增加胃酸的濃度，影響食慾和消化功能。」

真相：胃液的酸度比優酪乳高，喝優酪乳反而會降低胃酸的濃度。另外，胃蛋白酶本來就是在酸性條件下起作用，優酪乳不會影響消化功能。

■**茶：**「空腹喝茶不僅會降低消化功能，還會引起『茶醉』，即心慌、頭暈、四肢無力、腸胃不適等。」

真相：如果茶很濃，其中的咖啡因含量會很高，空腹喝會導致身體在短時間內攝取大量咖啡因，從而出現「醉茶」現象。

■**酒**：「空腹喝酒容易刺激胃黏膜，引起胃炎、胃潰瘍等病變。」

真相：跟胃裡有食物相比，**空腹喝酒**時胃腸中的酒精濃度高，吸收更快，從而更**容易醉酒**。

敲重點

網路上盛傳的這十種「空腹不能吃的食物中」，只有未熟透的澀柿子、濃茶和酒，在空腹吃或者喝的時候可能產生不適。不過，這三種食物即使不空腹也不應該多吃（喝）。而其他食物，食用時是否空腹並不會造成什麼影響。

07 長輩們喜歡轉發的「食物相剋」表

大多數人都聽過食物相剋的傳說，食物的成分有很多種，可以互相組合發生的反應理論上也有無數種。兩種食物一起吃，出現「相剋」的不良後果，在邏輯上是有可能的。

■菠菜與豆腐

這或許是流傳最廣的相剋組合。傳說其相剋理由是豆腐中的鈣和菠菜中的草酸（Oxalic Acid）會結合生成不溶性的草酸鈣（Calcium Ethanedioate），在體內形成結石。

雖然這個化學反應確實存在，但是當我們吃下它們時，發生反應的場所並不是形成結石的場所。如果單獨吃菠菜，那麼草酸就會被人體吸收，然後進入腎臟。腎臟中鈣濃度如果足夠高，草酸就可能與之結合形成結石。對於腎臟功能健全的人，這些草酸能被處理掉，不用擔心，但對於那些腎臟功能不健全，或者本來就有腎結石的人來說，菠菜中的這些草酸就是雪上加霜了。但**菠菜和豆腐一起吃下，形成草酸鈣也是在胃腸道，會被直接排出，對腎影響很小**。另外，草酸易溶於水，在烹飪處理的過程中，草酸也會大大減少。

■豆漿與雞蛋

豆漿與雞蛋相剋的理由有二：一是豆漿中有胰蛋白酶抑制劑（Trypsin Inhibitor），能夠抑制蛋白質的消化，降低營養價值；二是雞蛋中的黏性蛋白與豆漿中的胰蛋白酶結合，形成不被消化的物質，大大降低營養價值。

大豆中的確含有胰蛋白酶抑制劑，其作用是抑制胰蛋白酶的消化作用，從而降低對蛋白質的吸收。但我們不會喝生豆漿，**在煮熟豆漿的過程中，蛋白酶抑制劑就被破壞了，不會影響對蛋白質的消化**。

所謂「黏性蛋白與胰蛋白酶結合」純屬以訛傳訛。胰蛋白酶是人體的胰腺分泌的酶，作用是分解蛋白質，在植物中並不存在，豆漿中自然也不會有。

■**維生素 C 與海鮮**

維生素C與海鮮相剋的理由是「海鮮裡的五價砷會被維生素C還原為三價砷，從而使人中毒甚至死亡」。

實際上，海鮮裡的砷主要以有機砷的形式存在，無機砷的含量在海鮮裡的占比非常低，且多是五價砷，少量是三價砷。有機砷對人體無毒，五價砷在特定條件下有可能被維生素C還原為三價砷。但**人體不是化學反應器，這個反應在體內條件下能否發生、反應效率，也都未知**。按照最壞的情況來估計，砷含量超標幾倍的海鮮，其中的無機砷要完全轉化成三價砷，也得一下子吃下幾百公斤的海鮮才能中毒致死。

■**海鮮與啤酒**

海鮮與啤酒相剋是指兩者同吃會導致痛風。其實海鮮和啤酒一起吃並不會生成有害物質，只是**海鮮和啤酒這兩種痛風風險因素疊加了而已**。

從理論上看，本來無毒的兩種東西碰到一起，需要發生複雜的變化才可能產生毒性。而烹飪、混合或者攝取，食物成分之間發生的反應都很簡單。

即便是一些在「理論上可能」產生毒性的反應（比如五價砷轉化為三價砷），食物中的反應物也非常少，遠達不到產生毒性的地步。

很多所謂的相剋，僅僅是**一些食物成分之間發生反應，生成的產物不能被人體吸收而已**。其會隨著腸道排出，可能會影響某些營養成分的吸收，但並不會像傳說中的那樣，會產生有毒物質。

廣為流傳的食物相剋傳說幾乎都被解析過，甚至還有科研機構對其中的一些流言進行了臨床試驗，但並沒有發現哪一種搭配能產生毒性。

敲重點

只要是單獨吃沒有問題的食物，怎麼搭配組合都不會產生毒性。或許有的搭配可能對個別營養成分的吸收有一定影響，但就像不同的烹飪方式可能導致一些營養成分的損失一樣，不必糾結。

08 柿子是禁忌最多的食物

每到吃柿子的季節，柿子的各種食用禁忌就讓人們充滿糾結。

所有關於柿子的禁忌都是用單寧來解釋的。

單寧也被叫做「鞣酸」、「單寧酸」、「沒食子酸」等，在植物中廣泛存在。在常見的食物中，柿子、石榴、藍莓、堅果、紅葡萄酒等含有較多的單寧。

單寧可以被分為可溶性單寧和縮合單寧。可溶性單寧能與蛋白質結合生成不可溶性沉澱，且在胃腸中不能被分解。

如果大量攝取可溶性單寧，其會與胃蛋白酶結合，使之失去活性從而無法消化蛋白質。它們會把胃中的蛋白質變成不溶性複合物，再加上柿子中的果膠等成分，混在一起形成「胃柿石」，就可能造成消化道阻塞，導致腹痛。所以，如果同時攝取大量單寧和蛋白質，那麼確實可能出現問題。

柿子中的可溶性單寧含量相差巨大，一般在〇．四%到四%之間。一個柿子中到底含有多少單寧，跟柿子的品種和成熟狀態密切相關。甜柿的單寧最高可達二%，澀柿可高達四%以上。在成熟軟化過程中，可溶性單寧的含量逐漸降低，完全甜柿成熟後可低於〇．一%[2]。

對於那些單寧含量很高的柿子，可以透過「脫澀處理」來降低可溶性單寧的含量。比如民間有用溫水或者石灰水來浸泡，商業化生產中用乙醇、二氧化碳或者氮氣來處理，都是行之有效的方法。

可溶性單寧跟舌頭觸碰，會讓我們感到澀味，單寧含量越高就越澀。人的舌頭對單寧很敏感，如果我們不覺得澀，說明可溶性單寧的含量很低。

2 一般柿子分為澀柿及甜柿兩大類，其分法是依據果實是否能在樹上自然脫澀。而甜柿及澀柿又可分完全甜柿、不完全甜柿、完全澀柿與不完全澀柿四種。

螃蟹+柿子=毒？

「螃蟹與柿子不能一起吃」是一條被廣泛傳播的食物相剋流言。除此之外，還有「柿子和優酪乳」、「柿子和牛奶」等相剋組合。這些流言都是從「單寧與蛋白生成不溶性沉澱」衍生出來的。

但是只要柿子不澀，可溶性單寧的含量很低，就沒有什麼問題了。

需要注意的是，螃蟹是一種「容易吃出問題」的食物。它主要存在以下三個方面的風險：

- 過敏原：各種甲殼類動物都是主要的過敏原，有些人天生就不能吃。
- 不新鮮：不新鮮的螃蟹體內會有大量組織胺（Histamine），攝取較多組織胺會導致人體中毒。
- 寄生蟲／細菌：螃蟹的生活環境中往往有大量的寄生蟲和細菌，如果沒有充分煮熟，就容易使人「中招」。

因為這些因素的存在，尤其是過去人們對此缺乏了解，就會有不少人吃螃蟹吃出問題。一旦出問題，就會牽強附會的找一個東西來「背黑鍋」，因此就有了各種禁忌。

除了螃蟹等高蛋白食物，還有許多食物與柿子相剋的說法，比如香蕉、茶、酒、梨、橘子、番薯等。

實際上，如果大量吃下單寧，即使沒有與高蛋白食物一起吃，也同樣可能出問題。食物在胃中有相當長的排空時間[3]，你覺得沒有「同時吃」，但此前吃的食物還有一些停留在胃裡。如果出現了問題，人們往往會把原因歸咎於跟柿子一起吃的食物，這些食物也就「中槍」了。

如果胃裡沒東西（即「空腹」），單寧就有更多機會與胃壁接觸。單寧與胃壁上的蛋白質結合，會讓人覺得難受。

3 指食物停留在胃裡的時間，也是飽足感的持續時間。

敲重點

只要吃不澀的柿子，就不會有問題；如果吃的是澀柿子，即使不吃相剋的食物，也可能會有問題。

09 木瓜的「三大養生傳說」

「木瓜豐胸」的傳說流傳甚廣，對許多人來說，它是真是假並不重要，反正很好吃，而且萬一是真的呢？

■古人也相信「木瓜豐胸」

中國古代的木瓜外形渾圓飽滿，人們根據「以形補形」的思路演繹出了它能「豐胸」的說法。**從今天的眼光來看，「以形補形」是完全沒有科學依據的。**

當然，喜歡為「先人智慧」辯護的人們，總是試圖用現代科學的術語去解釋古人的傳說。比如：很多人說木瓜中富含木瓜酵素和維生素A，可以刺激乳房發育。所謂的「木瓜酵素」是一種蛋白酶，其作用是分解蛋白質，但吃到肚子裡，經過胃酸也會失去活性，無法被人體吸收並發揮其作用。當然，木瓜蛋白酶還是很有用的，比如用來醃老而柴的肉，就可以讓它變嫩，尤其是青木瓜榨出來的汁，蛋白酶含量更高，效果也就會更好。在製作經典飲品「薑汁撞奶」的時候，用它代替薑汁，就可以得到「木瓜撞奶」。但分解蛋白質的作用，顯然跟乳房發育搭不上任何關係。

至於維生素A，就更加莫名其妙。且不說維生素A的生理作用跟乳房發育無關，其實木瓜裡不含維生素A，含有的是胡蘿蔔素（Carotene），而木瓜中胡蘿蔔素的含量跟胡蘿蔔相比也不值一提。

■木瓜其實是「基改」食品

這個並非謠言，中國市面上的木瓜，基本上都是基改品種[4]。這是因為木瓜中有一種輪點病毒，足以摧毀整個木瓜產業。一九九八年，美國批准了能夠抗這種病毒的基改木瓜，挽救了這個產業。後來，這種木瓜也被引進中國，而中國科學家們也研發出了自己的基改木瓜來對抗這類病毒。雖然中國對於基改食品採取「強制標注」的原則，不過基改木瓜一開始並沒有被要求標注，後來也就沿襲下來。所以中國市場上的其他食品，沒有標注基改時默認是不含有基改成分，而木瓜則是例外——考慮到輪點病毒的廣泛性，果農們種植的應該都是基改品種。所以市場上的木瓜基本上都是基改的。可以說，在其他農作物中，基改技術的應用是為了讓種植更容易，人們可以選擇「改」還是「非改」；而**在木瓜中，基改技術是為了讓種植成為可能，人們只能在「吃基改木瓜」和「沒有木瓜吃」之間選擇。**

■孕婦吃木瓜易導致流產

這個傳說不僅僅是在中國有，在其他國家，木瓜甚至成為孕婦的禁忌。但是要驗證這種說法的真偽，顯然不能用人來做試驗，科學家們只能用動物。

• 實驗一：一種實驗是直接餵懷孕的老鼠木瓜果肉。科學家們發現，成熟的木瓜果肉對懷孕老鼠沒有影響，但未完全成熟的生木瓜或者木瓜皮（不管是否成熟）的萃取物，會對懷孕造成影響，比如導致死胎、早產，生下的小鼠體重也較輕一些。

---

4 目前進口臺灣的基改作物有五種，包括黃豆、玉米、油菜、甜菜、棉花。另外審核中的有馬鈴薯、木瓜、甘蔗。

- 實驗二：另一種實驗是把老鼠子宮的平滑肌切下來，用木瓜汁或者流產藥物處理。結果發現，那些平滑肌對成熟木瓜的汁沒有反應，而未成熟木瓜的汁則能夠刺激平滑肌收縮，反應跟流產藥物類似。

這些實驗說明，木瓜中的確含有可能對胎兒產生不利影響的成分。當然，人跟老鼠畢竟不一樣，對動物有害的東西，未必對人體有害。不過在安全方面，我們需要遵循「謹慎」、「保守」的原則。木瓜畢竟只是一種水果，避免吃未完全熟透的木瓜就是最好的安全防護措施。

敲重點

「木瓜豐胸」，聽聽就好。對孕婦來說，建議少吃，而且要吃完全成熟的木瓜。

10 全穀物，貧窮象徵的華麗變身

很長一段時期，「精緻澱粉」都是富足生活的標誌。到了現代，精緻澱粉又成了「不健康食品」的代表。美國的膳食推薦主張用「全穀物」代替精緻澱粉。對中國人來說，更熟悉的用語是「粗糧」。那麼，粗糧和全穀物有什麼區別？一度被當作貧窮象徵的它們，又是如何實現華麗變身的？

「全穀」是相對於精緻澱粉來說，一般指糙米和其他連皮在內的整體都完全食用的穀物。穀物包括胚芽、胚乳和麩皮（Bran）三個部分。精緻澱粉去掉了麩皮，胚芽也所剩無幾，主要保留了種子中的胚乳部分。胚乳中主要是澱粉、少量蛋白質與膳食纖維，維生素與礦物質含量非常少。而在麩皮和胚芽中，含有大量的膳食纖維，蛋白質的含量也要高一些。此外，種子中的維生素和礦物質也主要存在於胚芽與麩皮中。

「粗糧」這個概念是針對「細糧」來說。傳統意義上，把白米和小麥以外的其他各種糧食都叫做粗糧，比如玉米、高粱、小米、燕麥、蕎麥等穀物，番薯、馬鈴薯等塊狀莖類，還有大豆、綠豆、紅豆、青豆、黑豆等各種豆類。

「全穀」是從加工角度來說的，而「粗糧」則是從糧食種類來說的。比如稻穀，加工成白米就是精緻糧，加工成糙米就算是全穀。而小麥，連皮帶粉加工成的就是「全麥粉」，如果去掉麩皮，就是「細糧」、「精緻澱粉」。

全穀物的優點是什麼？

嚴格意義上的「全穀」只指連皮帶胚一起吃的穀物。與精緻糧相比，全穀物含有更多的膳食纖維、礦物質、維生素以及一些抗氧化成分。全穀物的魅力就來自這些成分。

其中最重要的是膳食纖維。膳食纖維不能被人體消化吸收，也不能為人體補充營養物質。它們會完好無損的通過胃到達大腸。在大腸裡，可溶性纖維會被腸道菌發酵，產生一些短鏈脂肪酸和維生素，這對人體有一定好處。所以，這些可溶性膳食纖維能夠調節腸道菌群。有越來越多的科學實驗證實，腸道菌群的種類與數量對人體健康有非常重要的影響。

此外，可溶性膳食纖維可以帶走一部分膽汁，從而減少體內的膽固醇，這對維持心血管健康比較有利。不可溶性膳食纖維具有良好的吸水性，有助於食物殘渣順利排出體外，這對解決便祕問題非常有效。不管是可溶性膳食纖維還是不可溶性膳食纖維，都有較強的飽腹感，能讓人覺得飽了，卻幾乎不含熱量，這對於控制體重很有幫助。

在全穀物中，膳食纖維多了，澱粉就少了。而且膳食纖維的存在也阻礙了消化酶（Digestive Enzymes）與澱粉的接觸，降低了消化速度。所以，與精緻糧相比，食用粗糧之後，血糖生成指數的上升明顯較低。這對於糖尿病患者很有幫助。

現在，一般推薦成年人每天攝取二十五公克到三十公克膳食纖維。經濟狀況好的地區，食物以精緻澱粉以及肉類為主，往往達不到這個量。

礦物質和維生素都是維持人體正常生理活動不可缺少的營養成分。對於多數人來說，礦物質和維生素往往處於缺乏或者剛好滿足需求的狀態，距離「過量」還很遠。全穀物中提供的這些營養成分，對缺乏的人是很好的食物來源，對不缺乏的人也不會成為負擔。

比如一百公克全麥粉中含有十二公克膳食纖維，可以提供人體一天所需要的二○%到三○%的鋅和鐵，以及全部的硒和大量B群維生素。而一百公克精緻澱粉中的膳食纖維只有兩公克到三公克，鋅只有一天需求量的五%左右，硒則降低了一半。如果不透過添加劑來強化的話，鐵和B群維生素的含量也會大大降低。

全穀物的優勢是增加了膳食纖維以及維生素、礦物質等營養成分的攝取，減少了熱量，所以對各種治療慢性疾病皆有所幫助。需要注意的是，這個「全穀食物」必須是貨真價實的全穀物。有的宣稱「全穀」的食物，其實只是加了一點全穀成分，主要透過色素等來做出全穀物的外觀。這種名義上的全穀食物，實際上跟精緻糧食是一樣的。

健康飲食的關鍵是營養的全方面均衡，全穀只是實現這個目標的方式。對於許多經濟狀況比較好的人，膳食纖維攝取嚴重不足，熱量過多，肥胖、血脂異常、糖尿病成了主要威脅，全穀物就是很好的健康食品。而對於貧困地區的人來說，本來就以粗糧和蔬菜為主，連熱量都難以保障，就不應該強調全穀食品。對於這樣的人群，精緻澱粉是更好的食物。

敲重點

一般而言，全穀物比精緻加工食物更有營養，但口感不如精緻加工食物。只要控制精緻加工食物的總量，增加蔬果（尤其是蔬菜）的量，也可以獲得類似全穀物的健康效益。

11 紅棗能被這兩種食物取代

鐵是人體必需的營養素，鐵攝取不足可能導致貧血，所以人們經常把「補鐵」和「補血」畫上等號。傳說中的「補血食物」，比如紅棗，經過食品、營養和醫學界專業人士持續多年的科普，已經被闢謠，那究竟吃什麼能補鐵？

繼紅棗後，又出現了「補血專家」：葡萄乾和山楂。

有文章說，「葡萄乾補血，是由於新鮮葡萄經過速乾等處理，其中的鐵含量較多，每一百公克葡萄乾中含有九．一毫克的鐵」。

成年男性每天的鐵攝取量推薦值是十二毫克，女性為二十毫克（孕婦更高）。如果每一百公克食物中含有九．一毫克鐵，的確很高。但需要注意的是，一百公克葡萄乾中的碳水化合物含量超過八十公克，大部分是糖，為了攝取這些鐵而付出的代價太高了。而且葡萄乾中的鐵跟紅棗中的一樣，屬於非血紅素鐵（Non-heme Iron），吸收率並不高。

還有，「每一百公克葡萄乾中含有九．一毫克的鐵」的資料也很可疑。查閱營養標籤中葡萄的相關資料可以發現，不同種類葡萄的鐵含量雖然有所不同，但都在「每一百公克〇．五毫克」以下。在葡萄變成葡萄乾的過程中並沒有鐵的產生，鐵含量的增高僅僅是由於脫水而濃縮。基於葡萄到葡萄乾的脫水量，葡萄乾的含鐵量難以達到這麼高。

也就是說，所謂「葡萄乾的補血地位」是基於「每一百公克含有九．一毫克」這個鐵含量資料。但即便如此，也不能代表葡萄乾是很好的補鐵食物，何況這個資料本身也並不可靠。

而「山楂補血」的理由是：「山楂中維生素C含量多，而且有一種有機酸，維生素C可以在一定程度上借助有機酸，把非血紅素鐵轉化為血紅素鐵（Hemoglobin），有助於緩解貧血的症狀。」這是無中生有的臆想。山楂的含鐵量少，且是非血紅素鐵，無助於補鐵。它確實含有不少維生素C，也含有有機酸，但它們都無法把「非血紅素鐵轉化為血紅素鐵」。

維生素C確實對非血紅素鐵的吸收有一定幫助，但前提是食物本來就富含鐵。只吃山楂，對補鐵毫無意義。

如何補鐵最高效

高效補鐵，需要考慮鐵的含量和吸收率。

動物性食物中的鐵是血紅素鐵，吸收率比較高，比如動物血和動物肝臟，每天吃幾十公克就能滿足鐵的需求量。不過動物肝臟中的維生素A、膽固醇含量也很高，容易攝取過量，應注意不要攝取過多。

紅肉中的鐵含量雖然不像動物血和動物肝臟那麼高，但吃法多樣，也可以作為補鐵的食物選項。粗糧、豆類等植物性食物含鐵也不少，但其屬於非血紅素鐵，吸收率不高，不建議作為補鐵首選。

敲重點

紅棗、葡萄乾、山楂不補血，真正補血的是動物血和動物肝臟。

12 吃雞蛋也有禁忌

雞蛋是一種優秀的食物，不僅營養價值高，而且很美味，價格也不算貴。但是，一種食物吃的人多了，就會出現許多「禁忌」和傳說。

■發燒的人不宜吃雞蛋

這個禁忌的理由是「雞蛋中的蛋白質為完全蛋白質，進入生物體可分解產生較多的熱量，所以發燒吃雞蛋後，體內熱度增加，散熱減少，如同火上澆油，對退燒不利」。

這個說法完全是胡說八道。

第一，雞蛋中的蛋白質是完全蛋白質，完全蛋白質指的是蛋白質的胺基酸組成跟人體需求很接近，能夠高效的滿足人體對胺基酸的需求。蛋白質是否屬於完全蛋白質，跟進入生物體後產生的熱量毫無關係。實際上，食物中的各種蛋白質產生的熱量都差不多，所以在營養學中，蛋白質的熱量值都按每公克四千大卡來算。

第二，食物在體內產生的熱量跟發燒毫無關係。發燒是人體受到病菌侵襲時，免疫系統的一種防禦反應，而食物產生的熱量則是食物成分在體內代謝之後，供給人體新陳代謝的熱量。生病時，人體也需要維持正常的生理活動，所以攝取全方面均衡的營養成分是必要的。

■炒蛋時不能放味精

這條禁忌的理由是「雞蛋本身含有許多與味精成分相同的麩胺酸（Glutamic Acid），所以炒蛋時若加味精，不僅不能增加鮮味，反而會破壞和掩蓋雞蛋的天然鮮味」。

味精的化學成分是麩胺酸，而雞蛋中確實含有很多麩胺酸。但是，游離的麩胺酸才能產生鮮味，而雞蛋中的麩胺酸被聚合在蛋白質的大分子中，並不能被舌頭體驗到「鮮味」。當然，雞蛋中也有少量游離的麩胺酸，有一定鮮味。**鮮味的濃淡跟游離麩胺酸的總量有關，跟天然來源還是來自味精沒有關係。**所以，炒蛋放味精並不會「破壞和掩蓋雞蛋的天然鮮味」。

如果你覺得雞蛋的「原味」不夠鮮，可以放一點味精（或者雞精）；如果你認為雞蛋的「原味」已經足夠鮮，自然不需要放味精。

敲重點

雞蛋只是一種普通的食物，只要保證衛生、充分煮熟，不必擔心不能與什麼食物一起吃。

13 一天可以吃幾個雞蛋？

雞蛋在日常生活中十分普遍，但隨著人們越來越關注健康，「每天最多能吃幾個雞蛋」成為熱門話題。

有些科普說「每天不能超過一個雞蛋」，這是真的嗎？

這個說法的理論依據是膽固醇。雞蛋中的確含有較多的膽固醇，一個中等大小的雞蛋約五十公克，大約含有兩百毫克膽固醇。營養學的傳統觀點認為膽固醇攝取過多會增加心血管疾病的風險，因此人們對富含膽固醇的雞蛋生出了幾分疑慮。又有一些流行病學調查發現，那些每天吃一個雞蛋的人群中，心血管疾病的發病率並不比不吃雞蛋的人高。這個結果的意思，其實是「每天吃一個雞蛋沒問題」，並不是說「吃得更多會有害」。但在傳播中，這個結論逐漸被歪曲，最後演變成「每天不能超過一個雞蛋」的謠言。

營養學的進一步發展修正了許多傳統認知，以前對雞蛋的誤解也慢慢被解開。雖然血漿中的膽固醇依然是心血管疾病的風險因素，但是飲食中的膽固醇對血漿膽固醇的影響很小。這是因為人體能自動調節膽固醇的合成和吸收，也就是說雞蛋中雖然含有很多膽固醇，吃到肚子裡卻很少被吸收。另外，一個雞蛋中的飽和脂肪大約是一公克，相對於世界衛生組織建議的飽和脂肪控制量（每天二十公克左右），雞蛋中的這個含量還是可以接受的。

雞蛋與過敏

雞蛋是由蛋白和蛋黃兩個部分組成。蛋白中，除了水幾乎就是蛋白質。不用分離純化就有如此高純度的蛋白質，在天然食材中實屬罕見。所以許多「講究」的人，只想要蛋白質而不想要膽固醇，就只吃蛋白部分。從均衡營養的角度出發，蛋黃的營養更豐富，比如維生素D、維生素A、鐵和鋅，富含它們的一般食材並不多，蛋黃是這些營養成分的良好來源。所以，不建議只吃蛋白，不吃蛋黃。

在嬰兒配方奶粉和現代嬰兒輔助食品出現之前，蛋黃是許多地區首選的嬰兒輔助食品。跟其他食材相比，蛋黃的營養密度高、易消化，尤其鐵，更是嬰兒輔助食品最需要考慮的因素。以前，兒科指南不推薦過早給嬰兒食用雞蛋食物。後來，流行病學調查發現，早一點加入雞蛋食物，並不會增加嬰兒雞蛋過敏的風險。

雞蛋的過敏原主要存在於蛋白中，蛋黃引起過敏的可能性並不高。不過水煮蛋的蛋黃吸水性很強，直接餵食容易噎到，應該加水搗散了再餵給嬰兒比較好。

敲重點

雞蛋是一種營養豐富的食物。吃得過多的「危害」並不是它有什麼有害成分，而是會影響飲食均衡。把雞蛋作為多樣化飲食的組成部分，多吃幾個、少吃幾個，並沒有多大關係。

14 痛風的人不要喝火鍋湯底

尿酸高和痛風是困擾許多中老年人的慢性疾病。尿酸高是導致痛風的主要原因，而尿酸高又跟飲食有著較為密切的關係，對於高尿酸人群，也就有了許多飲食禁忌，比如「尿酸高、痛風人群不能吃火鍋和豆製品」，那對這類人群而言，到底哪些是真禁忌？

吃火鍋會攝取嘌呤（Purine）？其實火鍋只是把食材煮熟的一種烹飪方式，而**嘌呤來自食材，並不在烹飪過程中產生**。如果食材含嘌呤，在涮煮的過程中會有一部分進入湯底；如果食材本身不含嘌呤，那麼就不會有嘌呤進入湯中。所謂火鍋湯底因為反覆燒煮，容易產生嘌呤完全是臆測。如果本身涮煮的食材嘌呤含量很低，即使反覆熬煮，也不太可能生成嘌呤。

也就是說，吃火鍋是否會攝取大量嘌呤，並不是因為火鍋這種烹飪方式，而是由「吃什麼決定」。

不同食物中的嘌呤含量相差較大。高尿酸人群在日常飲食中需要避免高嘌呤食物，在吃火鍋時應盡量減少攝取；低嘌呤食物在吃火鍋時完全可以吃。

實際上，火鍋的吃法還有利於降低食物中的嘌呤含量。在煎、炒、烹、炸、蒸等一般的烹飪方式中，食材中的嘌呤基本被保留。火鍋的食材通常要切得薄一些，在涮煮的過程中更有利於嘌呤溶入湯中，從而降低食物中的嘌呤含量。只要不是吃完火鍋把湯底都喝掉，那麼攝取的嘌呤反而更少。

在常見食材中，動物內臟的嘌呤含量最高，比如肝、腰、心、腦等。此外，某些魚類（比如沙丁魚、青魚、鮭魚）、扇貝等，嘌呤含量也很高，通常每一百公克含兩百毫克以上。

各種肉類，比如豬肉、牛肉、羊肉等，嘌呤含量也比較高，通常每一百公克含一百毫克到兩百毫克。

一些乾食材，比如菌菇類和乾豆類，每一百公克中的嘌呤含量能達到一百毫克甚至超過兩百毫克。但是這種比較並不合理，畢竟我們討論的食材（不管是內臟還是海鮮肉類）都是按照「生物體總重」來比較。如果按照「生物體總重」或者烹飪之後的「熟食分量」來計算，那麼這些食物中的嘌呤含量就不算高了。

豆製品並不會增加痛風風險

高蛋白食物往往伴隨著較高的嘌呤，豆製品中的蛋白質含量很高，所以許多人認為豆製品會增加痛風的發病風險。

首先強調一下，蛋白質是人體必需的營養成分。即便是尿酸高，也需要攝取足夠的蛋白質。跟肉類和水產品相比，豆製品是適合高尿酸人群的蛋白質來源。

前面說了乾豆類中的嘌呤含量確實比較高，但人們很少直接吃大豆（即便吃炒黃豆，食用量也不會大），一般是做成豆漿或者其他豆製品。把大豆做成豆製品，含水量增加，每一百公克食物中的嘌呤就降低了。此外，在大豆浸泡吸水的過程中，還有一部分嘌呤會溶入水中而被去除。比如豆腐，嘌呤含量通常在每一百公克七十毫克以下，而煮熟的大豆則每一百公克含量不到五十毫克。這樣的嘌呤含量，跟青花菜、豌豆、菠菜、青椒、甜椒、香蕉等蔬果差不多。

二〇一一年《亞太臨床營養雜誌》（*Asia Pacific Journal of Clinical Nutrition*，簡稱APJCN）發表過一篇系統文獻綜述，收集了六項關於豆製品與高尿酸血症（或者痛風）關係的流行病學調查，都沒有顯示食用豆製品會增加高尿酸血症或者痛風的發病風險。五項臨床研究雖然顯示，食用大豆蛋白會增加血漿中的尿酸，但增加量很小，並不具有臨床意義。

在二〇一二年《營養、代謝與心血管疾病》（*Nutrition, Metabolism and Cardiovascular Diseases*）發表過一項針對上海中老年男性的流行病學調查，結果顯示：動物蛋白攝取量高的人群中尿酸高的更多，而植物蛋白攝取量越高的人群中尿酸高的反而越少。

二〇二二年《營養學前沿》（*Frontiers In Nutrition*）發表的一篇系統文獻綜述保持了相同的結論：雖然直接吃大豆會增加血漿中的尿酸含量，但食用豆製品（比如豆腐等）對尿酸沒有影響，所以豆製品可以作為高尿酸血症患者，和痛風患者的優質蛋白來源。

簡而言之，高尿酸人群也需要攝取足夠蛋白質，而豆製品等植物蛋白並不會增加痛風的發病風險。

敲重點

對於尿酸高的人來說，吃火鍋注意優選食材，不喝火鍋湯底即可。豆製品等植物蛋白並不會增加痛風的發病風險。

15 結石患者可以吃豆腐

豆腐是一種很健康的食品，不過社會上總流傳著「結石患者不能吃豆腐」的說法。那吃豆腐或其他豆製品會不會導致結石，或者加重結石病情？

嘌呤在人體內會轉化成尿酸，過多的嘌呤可能會對尿酸結石有一定影響。乾大豆中含有較多的嘌呤，不過經過浸泡，很多嘌呤已被除去。豆漿和豆腐中都含有大量的水分，會大大稀釋嘌呤的濃度。所以，豆腐和豆漿中的嘌呤含量並不高。

許多腎結石是草酸鈣沉澱，所以有人擔心豆腐中的鈣會增加草酸鈣的形成。事實是，鈣要到尿液中才能形成結石，而食物中的鈣並不一定會進入尿液。研究資料顯示，**鈣攝取量不足反倒會增加結石風險**。這是因為鈣攝取不足時，人體會釋放體內的鈣進入血液，反而會增加尿鈣含量。所以，即使是結石風險較高的人群，依然需要攝取適當的鈣。不過需要注意的是，富含鈣的食物有助於降低結石風險，而**鈣片**則不具有同樣效應，反而**可能增加結石風險**。這可能是由於食物中的鈣能結合自身含有的草酸，避免了草酸被吸收；而鈣片使身體在一段時間內大量攝取鈣，可能會增加尿中的鈣，從而成為結石的原料。

草酸是出現腎結石最常見、最主要的原因。它進入尿液後，與其中的鈣結合形成草酸鈣。草酸鈣溶解度很低，所以容易析出成為結石。

大豆中含有很多草酸，而製成不同的食品之後，草酸含量則相差很大。二〇〇五年，《農業與食品化學雜誌》（*Journal of Agricultural and Food Chemistry*）發表過一篇論文，其測定了三十種豆製品中的草酸含量。在所檢測的十九個品牌的豆腐中，十八個品牌的草酸含量在每公克〇．一毫克以下，屬於低草酸食品。只有一個品牌的草酸含量達到了每公克〇．一三毫克。而其他使用全部或者大部分大豆成分製成的豆製品，草酸含量就相當高，比如炒黃豆、豆醬等。

豆腐中的草酸含量低可能有以下兩個原因：

- 浸泡大豆的過程中一部分草酸溶解到水中被除去了。

● 石膏豆腐或者鹽滷豆腐，凝結之後會經擠壓，或者自然放置而除去一部分水，其中的草酸也會隨之被除去。

至於盒裝充填豆腐的草酸含量，因為沒有資料，所以不好比較。不過從製作過程來看，盒裝充填豆腐幾乎會保留豆漿中所有的水，所以草酸含量可能會比鹽滷豆腐和石膏豆腐高一些。

敲重點

豆製品對結石的影響主要是其中的草酸，而豆腐（尤其是鹽滷豆腐和石膏豆腐）中的草酸含量很低，結石患者也可以吃。工業化生產的豆製品，如素肉、豆腐乾等的草酸含量也非常低。其他簡單加工的豆製品，如豆粉、豆醬等，草酸含量可能較高，不建議結石患者大量食用。

16 男性豆漿喝多了，乳房會變大？

最近在網路上看到一條舊聞，一位四十多歲的劉先生在兩年間胸部發育成了相當於D罩杯的「巨乳」。到醫院檢查後，醫生歸結為劉先生喝豆漿、吃養殖水產過多，從而導致體內雌激素過多。

劉先生的症狀是真實的，檢測結果顯示劉先生體內雌激素過多也是合理的，但是把巨乳歸因於「喝豆漿、吃養殖水產過多」，就有點異想天開了。

豆製品含有「雌激素」，通常指的是大豆異黃酮。大豆異黃酮的分子結構跟人體雌激素相似，可以與人體雌激素受體結合，因此被稱為「植物雌激素」。其活性很低，只有真正雌激素的〇．〇〇一%到一%。

雌激素要與雌激素受體結合才能發揮作用。正常情況下，人體內的雌激素及其與雌激素受體的比例處於一個適當水準。如果人體內的雌激素不足，就會有「空餘」的雌激素受體，在這種情況下，大豆異黃酮與受體結合產生的微弱活性，多少也發揮了補充雌激素的作用。但是，如果體內的雌激素很多，那麼大豆異黃酮占據了受體而讓真正的雌激素沒有受體可以結合，但產生的活性又很弱，就相當於降低了體內的雌激素作用。

這就是大豆異黃酮對雌激素的雙向調節作用。換句話說，**喝豆漿，並不足以導致體內雌激素過多。**

「養殖水產長得肥大是因為加了避孕藥」，也是中國廣為流傳的謠言，避孕藥並不便宜，也沒有實際證據顯示其能夠催肥水產品。養殖水產長得肥大，是因為飼料豐富，生長條件適宜。

「用避孕藥防止鱔魚排卵」的謠言，大概是受到養豬要進行閹割的啟發。實際上，鱔魚的生長存在著「同類抑制」的特性，也就是說鱔魚密集到一定程度就不會排卵了，而人工養殖的種群密度大大超過了這個程度，完全不需要用藥物讓牠們「避孕」。

可能有人會好奇，男性的胸部為什麼也會長大？

雌激素並不只存在於女性體內，男性體內也有。正常情況下，男性體內的雌激素和睪固酮（Testosterone）處於平衡狀態。如果這個平衡被打破，比如睪固酮過少或者雌激素過多，男性就可能出現女性的第二性徵。

這種性激素失衡的狀況在中老年男性中很容易出現，尤其是在肥胖人群中，出現的機率更高。

美國梅約診所（Mayo Clinic）總結了可能導致性激素失衡的四種因素：

- 藥物，比如治療前列腺癌和前列腺腫大的抗雄激素藥物、合成類固醇、抗憂鬱藥物、抗潰瘍藥、抗生素、胃腸動力藥、心臟病藥物等。
- 酒精、安非他命（Amphetamine）、美沙酮（Methadone）等。
- 洗護髮用品中的某些植物油成分。
- 性腺功能減退、正常衰老、某些腫瘤、甲狀腺機能亢進（Hyperthyroidism）、腎衰竭、肝硬化等身體變化。

敲重點

豆漿中的植物雌激素具有雙向調節作用。喝豆漿並不足以導致體內「雌激素過多」，更不會誘發男性乳房長大。

17 補鈣食物最佳選擇

鈣是對人體健康至關重要的一種礦物質，也是一般人的食譜中容易缺乏的營養成分。網路上流傳著「十大補鈣食物」，你聽說過嗎？

要透過食物來補鈣，首先食物中要有足夠的鈣。這十大補鈣食物，雖滿足了這一要求，但這遠遠不夠。

除了含鈣量，我們還需要考慮：這種食物中的鈣是否容易被吸收？除了鈣，這種食物中的其他營養成分對健康的影響如何？這種食物是否經常食用？

■芝麻醬

芝麻或者芝麻醬的含鈣量都非常高。按照每一百公克食物中的鈣含量來排名，它在各種食物中的確名列前茅。

但是，芝麻中的鈣大部分跟植酸和草酸等其他物質結合在一起，難以被人體吸收，就沒有價值。此外，芝麻含有大量的脂肪。為了攝取一點鈣，要攝取大量的脂肪和熱量，並不符合均衡飲食原則。

■蝦皮

蝦皮的含鈣量也很高，每一百公克含九百九十一毫克。但是，蝦皮並非好的補鈣食品，原因有以下三點：

- 吸收率低。
- 食用量少：人們可以輕易喝下兩百毫升牛奶，但要一次吃下二十公克蝦皮卻很困難。
- 含鹽量高：吃二十公克蝦皮，「理論上的鈣含量」不過兩百毫克，鈉則超過一千毫克，已經是每日鈉最高攝取量的一半。

■牛奶

牛奶是公認的補鈣佳品。雖然每一百毫升的含鈣量只有一百毫克到一百三十毫克，但其中九〇%左右都是水，在相同熱量下含鈣量高。而且牛奶中的鈣吸收率很高，其他成分也較為優質，且方便經常大量飲用。

■乳酪

乳酪相當於濃縮的牛奶，補鈣效率高。不過需要注意的是，乳酪在「濃縮牛奶」的過程中，其脂肪的濃縮效率更高。所以，乳酪補鈣會伴隨著大量脂肪的攝取。此外，很多乳酪製品中的含鹽量也很高。

■薺菜

薺菜[5]是很好的補鈣食品。薺菜、甘藍、生菜、A菜心、高麗菜等綠葉蔬菜含鈣量較高，吸收率也不錯。按照相同重量來比較，這些綠葉蔬菜能夠吸收的鈣，甚至不比牛奶少。

過去，中國人並沒有喝牛奶的習慣，鈣的主要來源就是這些綠葉蔬菜。不過，有一些綠葉蔬菜中的含鈣量雖然高，也含有較多的草酸或者植酸，從而使鈣吸收率大幅降低，比如菠菜。

■海參

海參的含鈣量為每一百公克兩百八十五毫克，確實不算低。不過，考慮到海參的價格，對於絕大多數人來說並不能算是日常食用的食物。

■紫菜

乾紫菜的含鈣量是每一百公克含兩百六十四毫克，相當於兩百公克牛奶的含鈣量。作為零食的紫菜一包通常在兩、三公克左右，想要有效補鈣，您覺得需要每天吃多少包？

5 在臺灣較少見，常見的芥藍菜是另一種高鈣葉菜。

■木耳

乾木耳含鈣量為每一百公克含兩百四十七毫克，但泡開後的木耳含鈣量就剩下每一百公克含三十四毫克了，指望它補鈣並不可靠。

■海帶

海帶的含鈣量比較高，但其也富含膳食纖維，與膳食纖維結合的鈣吸收率會比較低。

■黑豆

黑豆含鈣量為每一百公克含兩百二十四毫克。這個含鈣量不低，但有兩個因素需要考慮：一是豆類中有大量植酸，易與鈣形成人體不能吸收的植酸鈣；二是很多人會把豆類做成豆漿，而鈣基本上都留在了豆渣中。也就是說，豆漿中的鈣其實含量很少。

如果把豆漿做成豆腐，豆腐是否能高效補鈣取決於用的凝固劑種類。

■鹽滷豆腐

也稱為「北豆腐」或者「硬豆腐」：用鹽滷作為凝固劑，豆腐中的鈣可達每一百公克含一百四十毫克，比牛奶還要高一點。

■石膏豆腐

也稱為「南豆腐」：用石膏作為凝固劑，含鈣量每一百公克超過一百一十毫克，跟牛奶相當。

■盒裝充填豆腐

也稱為「絹豆腐」：以葡萄糖酸內脂（GDL）作為凝固劑，每一百公克含鈣量不足二十毫克，幾乎沒有補鈣的價值。

敲重點

牛奶、乳酪、鹽滷豆腐確實是補鈣佳選；紫菜、蝦皮、木耳、薺菜、海帶等，可能更適合作為輔助補鈣的食物。

18 骨頭湯其實沒營養

骨頭湯常用來給老人、患者、孕婦、產婦「補充營養」，用來給孩子「補鈣」。骨頭湯真的有這些作用嗎？

骨頭湯是用骨頭經過長時間小火慢燉出來的，濃白黏稠，味道鮮美。「濃白」來自骨頭中的脂肪。骨頭中的脂肪被煮入湯中，在不停的翻滾中分散成小乳滴，就像牛奶一樣呈白色。骨頭煮的時間越長，煮出來的湯看起來就越白。「黏稠」來自骨頭中的膠原蛋白（Collagen）。膠原蛋白分子質量大，在高溫下可溶解到水中，其在食品工業上被稱為明膠，是一種很好的增稠劑。尤其是湯的溫度下降，就變得更黏稠。如果膠原蛋白濃度足夠高，降到室溫時就會凝固，變成「果凍」。

「味道鮮美」來自麩胺酸鈉（Monosodium glutamate）和核苷酸（Nucleotide）。它們存在於骨頭中，生長期越長累積越多，燉煮的時間越長溶出得越多。麩胺酸鈉是味精的化學成分，核苷酸跟麩胺酸鈉有協同效應，能夠增加麩胺酸鈉的鮮味。

除了脂肪，骨頭湯裡的營養成分乏善可陳。

骨頭的主要成分是磷酸鈣（Tricalcium phosphate），所以許多人相信骨頭湯可以補鈣。但由於磷酸鹽（Phosphate）很難溶於水，有人提出可以透過加醋增加鈣的溶出。

這種說法有沒有道理呢？二〇一七年《食品與營養研究》（*Food & Nutrition Research*）發表了一篇論文，研究者選了白豬和黑豬的肋骨與腿骨以及澳洲牛骨，檢測燉煮不同時間所溶出的各種礦物質含量。

對於大家關心的鈣，主要結論有以下幾點：

- 用豬肋骨和豬腿骨熬出的骨頭湯鈣含量差別不大，黑豬或白豬也不影響鈣含量差異。
- 加醋確實可以增加鈣的溶出，不過溶出量有限。

- 煮的時間越長，煮出的鈣越多，但煮到十二小時，煮出來的鈣也沒有多少，比如不加醋，每公斤豬骨也只能煮出三十多毫克的鈣，加醋之後也不過三、四百毫克的鈣。
- 豬骨和牛骨的差別不大，骨頭湯的鈣含量都很低。
- 骨頭煮湯，能煮出相當多的鉛。

無獨有偶，英國學者在二〇一三年的《醫學假設》（*Medical Hypotheses*）上發表了一項研究成果，專門研究雞湯中的鉛含量。

結果是：無骨雞肉湯含鉛每公升二．三微克，雞骨頭湯含鉛每公升七．〇一微克，而雞皮和軟骨湯含鉛每公升九．五微克。作為對照組的自來水，其中的鉛含量是每公升〇．八九微克。

也就是說，**骨頭煮湯的確煮出了相當含量的鉛**。鉛是人體完全不需要的重金屬元素，攝取量過多會有嚴重危害，所以攝取量越低越好。

敲重點

除了脂肪，骨頭湯裡的營養成分乏善可陳。而骨頭湯中的鉛確實大大增加，但未超過飲用水的鉛限量標準（每公升十微克）。

19 牛奶會與這些食物「打架」？

牛奶是一種很優質的食物。對於它有許多誇張的吹捧，也有許多莫名其妙的禁忌。比如關於「××不能和牛奶一起吃」，就有著許多傳說。

■果汁與酸性水果

所謂「果汁與牛奶不能一起喝」、「喝牛奶前後一小時不宜吃酸性水果」的原因是，「牛奶中的酪蛋白（Casein）會與水果中的果酸反應，發生凝固、沉澱，導致人體難以消化、吸收，嚴重的會引起消化不良和腹瀉」。

水果的酸性比較強，果汁與牛奶確實會導致凝固、沉澱。不過，胃液的酸性比很多水果還要強。也就是說，純牛奶喝到胃裡，也會發生凝固、沉澱。這是酪蛋白本身的固有特性，**這種凝固和沉澱只是降低了消化速度**，對於成年人並沒有什麼不好。實際上，降低消化速度意味著保持飽腹的時間更長，反而有利於減肥。

■豆漿

所謂「牛奶和豆漿不能一起喝」，理由是「豆漿中含有的胰蛋白酶抑制劑，會刺激腸胃和抑制胰蛋白酶的活性。未經充分煮沸的豆漿易使人中毒，而牛奶若在持續高溫中煮沸，則會破壞其中的蛋白質和維生素，降低牛奶的營養價值，兩者同食是一種浪費」。

生豆漿中確實有一些胰蛋白酶抑制劑，能夠抑制胰蛋白酶的活性，降低人體對蛋白質的消化效率。**這種抑制並不只是針對牛奶蛋白，也包括豆漿中的大豆蛋白。**其實，這種「抑制」本身也是有限的，大多數蛋白質還是能被消化的。更重要的是，不管是把豆漿和牛奶一起煮，還是把豆漿煮熟了加入牛奶，胰蛋白酶抑制劑都失去了活性，完全不必擔心。

■巧克力

所謂「巧克力會影響牛奶中鈣的吸收，兩者一起吃會結合生成不溶性草酸鈣，從而出現缺鈣、腹瀉、頭髮乾枯，以及增加尿路結石的發病率等情況」，這完全是牽強附會，危言聳聽。

實際上，**巧克力中的草酸含量很低，即使與牛奶結合生成一點點草酸鈣，也不會被吸收進入血液**，所以並不會危害健康。而且大家通常也不會吃太多巧克力，那一點點草酸鈣完全不足為慮。

■吃藥前一小時不要喝牛奶

網傳「牛奶會影響人體對藥物的吸收，因此在服藥前一小時不要喝牛奶」。

藥物的吸收釋放速度確實是服藥時需要考慮的。有的藥物需要空腹服用，有的藥物需要飯前服用，有的藥物需要飯後服用──牛奶是食物的一種，服藥時，我們應該按照藥品說明書或者藥劑師的指導來服用。將牛奶當作服藥說明中「飯」的一部分就可以了。

民間還流傳著「牛奶是涼性的，寒性體質的人不能喝」的說法。

但牛奶只是一種食物而已，「不能喝牛奶」的人群有兩種：

- 對牛奶蛋白過敏。這類人群不僅不能喝牛奶，所有乳製品都不能吃。
- 乳糖不耐者。乳糖不耐的症狀跟牛奶過敏很相似，不過它的原因是人體不能產生乳糖酶（Lactase），從而使乳糖不能被消化，被腸道菌分解而產生氣體，導致腹瀉、腹痛。乳糖不耐的人透過慢慢適應也可以喝少量牛奶，或者喝優酪乳，以及乳糖被提前分解了的無乳糖牛奶。

除了以上這兩種情況，其他「不能喝牛奶」的說法都是嚇唬人的。

敲重點

果汁、酸性水果、豆漿、巧克力、都可以放心和牛奶一起食用，真正需要警惕的人群是牛奶蛋白過敏者和乳糖不耐者。

20 牛奶能不能煮沸？

有人說「牛奶不能煮沸」，理由是：牛奶加熱至攝氏六十度到六十五度，就開始發生蛋白質變性（Denaturation），蛋白質微粒會脫水成凝膠狀，磷酸物也會產生沉澱；若加熱到沸騰，不但會燒焦，也會影響牛奶的品質，色、香、味減弱，營養價值也大大降低。高溫下牛奶的胺基酸與糖會形成「醣基化（Glycosylation）胺基酸」，這種物質不但不會被人體消化吸收，反而會影響人體健康。

我們攝取蛋白質，並不是為了蛋白質本身，而是為了獲得組成蛋白質的胺基酸。從蛋白質到胺基酸，蛋白質不僅要變性，還要被消化酶切成一個個小肽（Small Peptide）和胺基酸。通常所說的「變性」，是蛋白質失去了自然狀態下的空間結構，便於與消化酶充分接觸，有利於消化，並不會因此降低其營養價值。

而「蛋白質燒焦」，是蛋白質中的胺基酸與乳糖發生梅納反應。醣基化胺基酸是梅納反應的產物之一，經過梅納反應，它不再是胺基酸。從理論上說，這個反應確實降低了營養價值。但是梅納反應高效發生的適宜條件是高溫、低含水量。如果發生了梅納反應，只要有很少的產物也會導致顏色變深、出現不同的風味。

市場上的保久乳在生產過程中被加熱到攝氏一百三十五度以上，但梅納反應的程度很低。在大家的日常經驗中，透過把牛奶加熱到沸騰，也不會見到顏色變深、出現焦糊味的狀況。這意味著梅納反應發生的程度微乎其微。

簡而言之，所謂「牛奶煮沸生成有害物質」，純屬杞人憂天。

為什麼牛奶要加熱？

牛奶加熱有兩個目的：一是殺菌，二是達到「適口溫度」。

正規管道供應的牛奶有兩種：巴氏奶和保久乳。

巴氏奶就是「鮮奶」，一般是把生牛奶加熱到攝氏七十二度，殺掉大部分細菌，在冷藏條件下能夠短期保存。在有效期限內，巴氏奶中的細菌不會增加到有害健康的程度。

保久乳，也就是「高溫殺菌奶」、「UHT奶（Ultra-high-temperature Milk，超高溫瞬間殺菌乳）[6]」，會把牛奶加熱到攝氏一百三十五度，幾乎能殺掉所有的細菌。

只要不開封，在常溫下也能長期保存。不管是巴氏奶還是保久乳，都已經經過了殺菌處理，在有效期限內不會「細菌超標」，也用不著消費者再「加熱殺菌」。

至於「適口溫度」，也就是「喝起來舒服的溫度」，不同人有不同的偏好。在歐美，很多消費者覺得從冰箱裡拿出來時的溫度最好喝，而中國多數消費者則喜歡攝氏三十度到五十度的熱牛奶。這只是飲用習慣的問題，與牛奶的安全和營養都沒有關係。對於中國消費者來說，加熱到自己喜歡的溫度就可以了，完全沒有必要加熱到高溫再等它涼下來。

6 依現行法令規定，超高溫瞬間殺菌乳（UHT milk）如採全程冷藏保存，即可標示為鮮乳；如經滅菌處理及無菌包裝，可於常溫保存，則須標示為保久乳

在一些地區，會看到奶農售賣的「現擠奶」。在乳製品行業內，這樣的奶被稱為「生奶」。因為安全風險比較高，國內外都不允許這種牛奶進行售賣。許多消費者認為拿回家煮開了就沒問題，但實際上煮開只能殺死細菌，如果在擠奶到煮的這段時間內已經有金黃色葡萄球菌（Staphylococcus aureus，簡稱ＳＡ）等致病菌增殖，就可能產生大量毒素，後續的加熱煮沸也毫無用處。

在商業化的牛奶生產中，乳牛的健康狀況是被監控追溯的，擠奶作業更加合規且衛生，生奶從擠出到滅菌的全過程是在潔淨的容器中並且保持低溫，所以安全性能夠得到更好的保障。

簡而言之，**透過正規管道購買的牛奶，不管是巴氏奶還是保久乳，都沒有必要加熱到高溫**，不過如果消費者想要加熱煮沸，也並不會產生有害物質，以及損失多少營養；而現擠現賣的生奶，拿回家煮開只能夠消滅存在的細菌，但依然存在安全風險。

敲重點

所謂「牛奶煮沸生成有害物質」，純屬杞人憂天。牛奶加熱煮沸，並不會有害，也不會損失多少營養。

21 還原乳營養價值不如鮮乳？

有報導指出「還原乳[7]營養流失嚴重」，因其經過了超高溫處理，而「溫度到攝氏九十度，蛋白質開始變性。時間越長，氧化程度就越高，營養流失也越大」。

巴氏奶、保久乳和還原乳是市場上液態奶的三種形式。

- 巴氏奶：經過攝氏七十二度十幾秒的加熱，對牛奶的影響比較小，能很好的保持風味。
- 保久乳：一般在攝氏一百三十五度以上加熱幾秒，對牛奶的風味和顏色有比較明顯影響。
- 還原乳：指把牛奶先做成奶粉，再加水沖泡而得。因為在乾燥前要經過一次高溫殺菌，沖泡之後還要再進行一次超高溫殺菌，所以加熱程度最高。

對還原乳常見的指責是「高溫破壞了營養」。實際上，這種破壞並不大。牛奶只是多樣化食譜中的一種，它的優勢在於提供優質蛋白和鈣，而這兩種成分，幾乎不受高溫的影響。人們所吃的任何一種熟食，其中的蛋白質都經過了充分的加熱變性，比如雞蛋、肉和豆製品，不變性幾乎無法吃。食譜中的蛋白質是為了滿足人體對胺基酸的需求，加熱變性不僅不會損失營養，還有助於消化，而鈣是礦物質，怎麼加熱都不會變化。雖然在經過超高溫加熱後，它的溶解狀態可能會有所變化，但並沒有證據顯示這一變化會明顯影響吸收。

加熱會損失一些維生素，但損失程度比多數人想像得要小得多。在美國農業部的營養成分資料庫中，可以找到奶粉和鮮奶中各種營養成分的含量。在牛奶中，相

7 臺灣的還原乳大部分是由冰磚乳而來，冰磚乳又稱「冷凍濃縮乳」，是牛乳在原產地加工後，依照產品規格分成鮮奶油、全脂乳或脱脂乳後冷凍、部分脱水而成，進口到臺灣之後，使用前再依產品所示比例還原成原本的鮮乳狀態，就成了「還原乳」。

對於人體需求量而言，含量比較豐富的維生素是維生素B_2和維生素B_{12}。如果把奶粉按比例還原成液態奶，比較它與鮮奶的維生素含量，兩者的損失都只有一五%左右。最容易損失的維生素B_1也不到三〇%，但牛奶並非維生素B_1等維生素的良好來源，含量本來就少，損失了也沒什麼可惜的。

另外，巴氏奶、保久乳和還原乳，在營養方面的差異很小。雖然如此，但加熱大大改變了它們的外觀和風味，所以在產品行銷中必須明確區分。被媒體渲染成「劣質產品」的還原乳，中國標準是允許其生產銷售的，只需要明確標明「還原乳」或者「含有××%還原乳」就可以[8]。

巴氏奶外觀、風味、口感都很好，營養方面也有一點優勢。但考慮食品，不能只是想到「好處」，還需要考慮成本、安全和方便等。比如巴氏奶，在從牧場到餐桌的整個流程中都需要冷藏。這在一些不生產牛奶的地區，尤其是人口居住比較分散的農村地區，就很難做到。一旦哪個環節不能確實冷藏，就無法保障安全性。如果這些地區非要追求巴氏奶，價格可想而知。在這點上，保久乳和還原乳具有明顯優勢。

目前中國市場上可能有許多還原乳沒有標注，冒充保久乳甚至巴氏奶來銷售。

這本身是嚴重違法的行為，應該嚴格處理。但是，還原乳不是劣質產品，更不是「洪水猛獸」。只要它符合規範，確實標注，就應該受到保護。

敲重點

還原乳並非劣質產品，它是把牛奶先做成奶粉，再加水沖泡而得的乳製品，其營養價值與巴氏奶、保久乳相當。

8 臺灣乳製品被分為：鮮乳、保久乳、調味乳、保久調味乳、乳飲品、保久乳飲品。其中的乳飲品就含有還原乳。

22 乳飲品是飲品，不是乳製品

超市的飲品櫃中陳列了各種各樣的優酪乳產品，然而走近觀察，卻發現其中不乏一些被標注為乳飲品的產品。你能分得出差異嗎？

■優酪乳

優酪乳可以當作是純牛奶進行發酵的產物，最主要的變化是一部分乳糖變成了乳酸，活菌數大量增加。乳糖變成乳酸，有利於降低乳糖不耐，對於乳糖不耐人群很有價值。這些活菌被認為對腸道健康有一定好處。

所以，一般的營養科普中說「優酪乳比牛奶對健康更有利」。需要強調的是，這是針對純牛奶發酵得到的純優酪乳而言，而市場上的優酪乳，很少有這樣的純優酪乳。因為純優酪乳很酸，多數消費者都很難接受它的「原味」。所以市場上的優酪乳，一般都要加入大量糖來調味，加入增稠劑來改善口感。如果大家注意營養標籤，會發現很多優酪乳的「碳水化合物」含量超過一〇%，有的甚至達到一三%。優酪乳中的碳水化合物基本上就是糖，大約五%是來自牛奶的乳糖，多出的部分基本上就是添加糖。考慮到糖對健康的危害，這樣的優酪乳並不能符合教科書或者營養專家對優酪乳的評價。

■乳飲品

乳飲品的重點在於「飲品」而不在於「乳」。比如巧克力牛奶之類的調製乳飲品，雖然含有一些「乳」，但本質上是飲料，即「有風味的水」。調製乳飲品又分為三類：配製型、發酵型和乳酸菌飲料[9]。從這些飲料的蛋白質含量，我們可以大致估算其中含有多少奶。比如配製型和發酵型的乳飲品，要求蛋白質含量不低於

9 臺灣對乳飲品的定義為，只要是還原乳占總內容物含量百分之五十以上，或還原乳混合生乳、鮮乳或保久乳後，占總內容物含量百分之五十以上，得混和其他非乳原料，及食品添加物加工製成未發酵飲用製品。沒有特別將乳飲品分種類。

一％，而牛奶的蛋白質含量一般在三％以上，也就是說這樣的乳飲品大約含有三〇％的牛奶。「乳酸菌飲料」的蛋白質含量只要求〇．七％，這樣的飲料，營養價值跟含糖碳酸飲料相比還能有一定優勢，但跟牛奶相比就大大不如了。

敲重點

對於市售優酪乳，我們更應該關注其「含糖量」；而乳飲品，是飲料而不是乳製品。

23 每天「必喝」四次水

中老年人注重健康，尤其喜歡簡單易行的「養生之道」。於是，各路「養生專家」投其所好，想出了種種「不花錢」的養生指南。比如某影片中宣導的「中老年人每天必須喝四次水」。在節目中，養生專家所說的四次水分別是：早上起來、中午睡醒、睡前和起夜（夜間因大小便而起床）之後。

■睡前喝水

影片中的專家說：睡前喝八十毫升到一百毫升水，可以保護腸胃、保護血管、有助於睡眠。

但是，專家並沒有解釋為什麼喝這兩口水有這麼大作用。其觀點是「必須喝」，也就意味著如果不喝，就會傷害腸胃、傷害血管、影響睡眠。

但大家不妨想一想：那些睡前不喝水的人，是不是因此腸胃、血管、睡眠都受到了不良影響？

■起夜喝水

對於起夜之後「必須喝上兩口水」，專家的結論更是嚇人——「救命的藥」、「保護心臟和血管的藥」，並對此做出解釋：睡覺之後血液循環變慢，容易形成阻塞和血栓，喝兩、三口水就能起到「潤滑」和「稀釋血液」的作用。

睡眠時心臟跳動減緩，血液循環變慢，這是人體的一種自我調節。且不說人體對於血液中的水會自動調節，缺水了會感到渴，多了會排出，即便是專家說的「五十毫升到一百毫升水」完全進入血液，對於血液也沒有多大影響。首先，水會跟血液完全混合，無所謂「潤滑作用」；其次，人體內的血液總量大約有四千五百毫升，五十毫升到一百毫升的水只是增加了二%左右的體積，產生的「稀釋作用」微乎其微，靠它來避免血管栓塞，只能是臆想。

生活中，我們應該如何喝水

水對於健康很重要，根據《中國居民膳食指南》推薦，成年人每天需要攝取將近三千毫升水，其中飲食可以提供一小半，直接喝的水一般在一千五百毫升到一千七百毫升。

至於什麼時候喝水，並不存在哪個時間點必須喝水的說法。比較廣為接受的兩種說法是：

- 感到口渴或者尿液顏色變深，表示身體缺水，應該盡快喝水。
- 隨時喝水，不要等到口渴再喝。

其實，人體不是一臺脆弱的儀器，並不需要精確的按時定量供給所需要的水和食物。只要不長時間處於脫水狀態，早點喝晚點喝、多喝點少喝點，都可以。

敲重點

正常成年人一天飲水量為一千五百毫升到一千七百毫升，但並不存在哪個時間點「必須喝水」的說法。只要感到口渴、發現尿液顏色變深就該及時補充水分。

24 保溫杯泡茶有害健康？

茶是中國的傳統飲料。對於許多人來說，喝熱茶甚至是一種養生方式。但是，奔波在外的人想喝口熱茶可不是一件容易的事情。保溫杯，為人們提供了一個解決方案——出門前，在保溫杯裡放入茶葉，裝滿熱水，就隨時可以喝上熱茶了。然而，又有許多人說「保溫杯泡茶有害健康」，這是真的嗎？

提到「保溫杯泡茶有害健康」，人們提出了種種理由。

■理由一：「高溫破壞營養」

保溫杯長時間保持高溫，有人說破壞了茶中的茶多酚、維生素等營養成分，因而不利於身體健康。首先，**破壞營養並不意味著會危害健康**；其次，茶葉經過加工乾燥，維生素已經所剩無幾。

比如大家經常說的維生素C，每一百公克綠茶中只有十幾毫克，而紅茶中的含量更低。每天飲用的茶，一般也就是幾公克到十幾公克，其中含有的維生素C少到可以忽略。其他維生素的情況也差不多。至於茶多酚，加工時茶多酚發生氧化反應，生成茶黃素和茶紅素，只是從一種形式的抗氧化劑變成另一種而已。如果說氧化會「破壞營養」甚至「有害健康」，那麼在加工過程中就已經徹底氧化的紅茶和黑茶[10]豈不是一無是處？

其實，茶只是一種「有風味的水」，所謂的營養成分微乎其微，根本不值得糾結。能對身體產生影響的成分，基本上只有咖啡因和茶多酚。在保溫杯中長時間存放，對它們並沒有明顯的影響。

■理由二：「茶垢腐蝕保溫杯，釋放重金屬」

茶垢是茶中可溶物在杯壁上的沉積，並沒有什麼具有「腐蝕性」的成分。保溫杯的內壁多是不鏽鋼等惰性材料，食品級的不鏽鋼在強酸中浸泡幾小時，溶出的金屬也少之又少，幾乎可以忽略。

保溫杯泡茶，受影響的是茶的風味

茶水的風味取決於茶葉的種類、茶葉使用量、泡茶的水溫與時間、水的品質等。用保溫杯泡茶，相當於更長時間的保持了高溫，這使茶中的咖啡因和茶多酚充分的泡出，茶水的苦澀味比較突出。

但這並非不能解決。選擇合適的茶葉，比如白茶[11]和普洱熟茶[12]，就不像綠茶和普洱生茶[13]那麼容易出現苦澀味。此外，調整茶葉的用量，降低茶葉和水的比例，也能夠控制茶水的苦澀感而獲得較好的風味。

10 一種有名的中國茶，陳放茶葉數個月或數年，讓其中的麴菌發酵後製成，泡出的茶湯顏色呈黑褐色且混濁，並因此得名。

11 是指一種採摘後，不經過殺青或揉捻，只經過日晒或文火乾燥後所製成的茶葉。

12 經過渥堆發酵的普洱，也就是透過添加菌種的呼吸作用產生水分及溫度，使茶葉中的葉綠素破壞、氧化產生茶黃素及茶紅素、並將蛋白質水解成為味道甘甜的胺基酸，使之能夠及早適合飲用。

13 沒有經過渥堆發酵的普洱。

簡而言之，用保溫杯泡茶，如果對茶的風味要求高，可以對茶葉種類、茶葉量、泡茶溫度進行適當調整。

- 泡好茶水再裝進保溫杯。通常在茶葉中加入開水，短則幾十秒，多則幾分鐘，茶水就達到了「泡好」的狀態，再延長泡茶的時間反而風味不佳。這時候，把茶水倒出來裝進保溫杯，也就相當於把茶水留在了「好喝」的狀態。雖然此後茶水中的茶多酚會發生氧化而影響風味口感，但相較於茶葉一直在保溫杯浸泡的情況，風味要好得多。
- 溫水甚至冷水泡。泡茶其實是把茶中的可溶性成分萃取到水中的過程。在高溫下，萃取的速度很快，萃取也更充分。但是這並不意味著必須用高溫的水泡茶。用溫水、涼水甚至冰水，都可以把茶葉中的可溶性物質萃取出來，只是溫度越低，需要的時間越長。

敲重點

茶中能對身體產生影響的成分主要是咖啡因和茶多酚，而保溫杯對它們並沒有明顯的影響。保溫杯泡茶，受影響的是茶的風味。

25 老人不可以喝濃茶

有一則新聞：一位六十五歲的老人平時非常注重保養，飲食清淡、作息規律，身體也很健康。有一天，老人突然暈倒，送到醫院檢查發現，是嚴重的缺鐵性貧血。後來詢問發現，老人酷愛喝濃茶（每天茶葉量在五十公克左右）。

其實，鐵攝取不足在人群中普遍存在，但因沒有表現出明顯症狀而容易被忽視。茶和咖啡中確實有一些成分會影響鐵的吸收。如果長期大量喝茶或咖啡，對鐵吸收的影響可能比較大。

茶是一種很健康的飲料，其中的茶多酚、茶胺酸（L-Theanine）、茶皂素（Tea saponin）等，都對健康有一定的好處。但茶中的草酸、多酚、咖啡因等成分，也可能會影響鐵的吸收。

所以，不管是茶還是咖啡，都建議「適量飲用」。

那麼，多少算適量呢？

一般是以咖啡因的攝取量為指標，建議「每天攝取不超過四百毫克的咖啡因」。茶葉的咖啡因含量一般在每公克二十毫克到四十毫克，由於咖啡因在開水中的溶出率非常高，估算時可以假設溶出率為一〇〇%。這樣來估算，新聞中這位老人每天喝五十公克茶葉，咖啡因攝取量在一千毫克到兩千毫克，屬於攝取超量，而且這還是他的日常習慣，屬於典型的「長期大量攝取」。

每袋茶包的茶葉是兩公克到四公克。假如每天喝五袋，總的茶葉量在十公克到二十公克，不算大量攝取，而一般人每天也喝不了五個茶包，就更不用擔心攝取過量了。

而鐵是人體必需的微量元素，鐵缺乏會造成貧血、嗜睡、易疲勞等一系列症狀。人體不能產生鐵，所以需要每天從飲食中獲取。人體每天需要攝取多少鐵由兩個因素決定：「每天流失多少鐵」和「從飲食中吸收鐵的效率」。

人體每天流失〇．九毫克到一．〇毫克的鐵，相當於每公斤體重流失十四微克。需要注意的是，「每天流失〇．九毫克到一．〇毫克」對應的是「需要攝取的鐵」，而不是「食物中的含鐵量」。因為食物中的鐵只能被人體吸收一部分，所以「含鐵量」和「吸收率」是同等重要的考慮因素。

食物中的鐵可以分為血紅素鐵和非血紅素鐵兩類。人體對血紅素鐵的吸收率較高，可達一五%到三五%，而非血紅素鐵的吸收率因受多種因素的影響，相差較大。個人的體質、飲食中促進或抑制鐵吸收的成分是影響鐵吸收率的主要因素。

促進鐵吸收的因素是維生素C（以及其衍生物）以及肉類。在一項研究中，牛肉、雞肉和魚肉使玉米中的非血紅素鐵吸收率增加兩倍到三倍。抑制鐵吸收的主要因素是植酸和多酚。此外，鈣以及某些蛋白質也有一定抑制作用。

人每天要吃各種食物，所以鐵的吸收率是各種因素的總和。不同的飲食結構中，鐵的吸收率相差很大。

世界衛生組織和聯合國糧食及農業組織研究指出：飲食中富含肉類和維生素C的人，鐵的吸收率可達一五%；而飲食以穀物、薯類為主，攝取肉類和維生素C有限的人群，鐵的吸收率只有五%。

很多老年人把「飲食清淡」、「多素少肉」作為養生之道，但這種飲食容易導致營養不良，特別是缺鐵性貧血。

日常飲食中不僅要注意食物中的含鐵量，還應該注意鐵的類別，以及飲食結構中影響鐵攝取的因素——既要有足夠的「含鐵量」，又要有較高的「吸收率」，才能保證鐵的攝取，避免缺鐵。

敲重點

正常人每天喝茶量含有的草酸、多酚、咖啡因等還不致影響鐵的吸收，不會導致貧血。

26 醉後想知道：濃茶能不能解酒？

「濃茶解酒」是一個流傳甚廣的說法。近年來許多專家又說濃茶不僅不能解酒，反而傷身。

先來說說酒精代謝的過程。酒精進入人體之後會被轉化為乙醛（Acetaldehyde），然後轉化為乙酸（Thanoic Acid），最後分解為二氧化碳、水。如果喝下的酒精不多，這個處理流程運行良好，人體就不會有太大反應。反之，短時間內攝取大量酒精，超過了人體的處理能力，就會有一些中間產物累積下來。多數人是乙醛轉化為乙酸的那一步「停工」了，導致體內乙醛含量升高。人體對乙醛比酒精還要敏感，於是就會出現面紅耳赤、頭暈目眩，手腳也不聽自己使喚了。

要「解酒」，就需要加強這條流水線的運行。茶水中有不下幾十種物質，最重要的是咖啡因、茶多酚等抗氧化劑。然而這些成分對這條酒精代謝流水線的運行無能為力。實際上，不僅是茶水不行，迄今為止科學家們也沒有發現，吃什麼東西能夠促進這條流水線的運行。

我們知道，酒精會讓人暈眩、虛弱、運動能力失調，而咖啡因卻可以使人興奮和清醒。茶中含有大量的咖啡因，是不是可以「對抗」醉酒反應？這方面的研究還不少，結論基本可以總結為：喝下同樣的酒之後，同時喝運動飲料的人在頭痛、虛弱、口乾以及運動能力失調，這些醉酒徵兆方面都要明顯低於單純喝酒的人。運動飲料中含有咖啡因，這種「對抗作用」被歸結於咖啡因的功勞。

研究中還檢測了受試者的運動靈敏性，結果是：**雖然咖啡因能使喝了酒的人感覺「好一些」，卻沒有辦法幫助其恢復運動靈敏性。**

酒後的反應跟喝酒的量和人的體質有關，茶（或者咖啡因）的作用也跟茶量和人的體質有關。不同的試驗就有可能得到不一致的結果。《藥物和酒精依賴》（*Drug and Alcohol Dependence*）上發表的一項研究認為，喝酒之後攝取咖啡因，剎車反應時間比不攝取咖啡因的要短，但是即使到四百毫克咖啡因（相當於三杯到四杯咖啡），也還是比不喝酒時的剎車時間要長得多。所以，為了安全，不要指望喝茶或者咖啡能夠幫助解酒，「喝酒不開車」才是最明智的選擇。

咖啡因在體內的代謝會受到酒精的影響，酒精會導致咖啡因在體內蓄積得更多。如果喝完酒希望盡快睡著，喝茶就幫倒忙了。

茶中不僅有咖啡因，更有大量的抗氧化劑。這些成分對喝酒又有什麼影響？當酒精代謝不順，體內乙醛含量增加，就會在其他酶的作用下產生大量超氧化物（Superoxide）。超氧化物會引發一連串氧化反應，最終損害細胞膜、蛋白質和DNA，而抗氧化劑的作用則是制止這種過氧化反應的進行，從而起到保護細胞的作用。

也就是說，對於長期喝酒的人，日常喝茶有助於減小酒精對健康的危害。但是這種對健康的危害與保護都不是立竿見影，而是長期作用的結果。換言之，茶中的抗氧化劑，對於「解酒」也沒有什麼幫助。

敲重點

對於長期喝酒的人，喝茶可能有助於減小酒精對健康的危害。但不要指望喝茶或者咖啡能夠幫助解酒，「喝酒不開車」才是明智選擇。

27 喝酒不能禦寒

許多飲酒愛好者都知道喝酒對健康的危害，但也有一些喝酒的「好處」被不少人推崇，比如，「喝酒禦寒」就廣為流傳。在許多偏遠寒冷的山區，人們還保持著飲用白酒來驅寒的習慣。

人是恆溫動物，生命活動的進行需要保持攝氏三十七度左右的體溫。血液循環為細胞帶來氧氣與營養物質，細胞代謝產生熱量。在寒冷環境中，人體會自動收縮體表的毛細血管，保證血液充分供應心臟等核心器官，從而保證生命能夠維持。換句話說，停止體表的發熱，讓人覺得「冷」，是人體面對寒冷的一種自動保護機制。

喝酒之後，毛細血管擴張，會有更多的血液流到體表。血液本身是熱的，也就讓人覺得「暖和」，但也會散熱更快。這會給大腦錯誤信號，誤以為人體需要「散熱」而不是「減少熱量散失」，於是加快體表血液流動，甚至透過出汗來散熱。**這個過程，跟人體面對寒冷的自我保護背道而馳。**

敲重點

喝酒「暖身」的代價是散失更多的熱量，並沒有真正「禦寒」，反而會消耗更多熱量。

28 蘇打水，讓喝水更愉悅

網路上對蘇打水的介紹是：「蘇打水是碳酸氫鈉（Sodium Bicarbonate）的水溶液，為弱鹼性，可改善酸性體質」、「天然蘇打水除含有碳酸氫鈉外，還含有多種微量元素成分，因此是上好的飲品」……。

「蘇打水」這個名詞來自英文「soda water」。在英文中，也被稱為「碳酸水（carbonated water）」、「氣泡水（sparkling water）」。

蘇打水可以簡單理解為「倒在杯子中能看到氣泡的水」。之所以能夠起泡，是因為水中的二氧化碳超過了自然壓力下的飽和濃度，所以會聚集成氣泡逸出。有一些天然礦泉水符合這樣的要求，被稱為「天然氣泡水」，也有一些透過在加壓的情況下人為的打入二氧化碳而得，叫做「人工氣泡水」。二氧化碳在水中形成碳酸，可以分解成氫離子，所以這樣的蘇打水有可能是弱酸性的。從這個意義上說，蘇打水並不一定含有碳酸氫鈉，更不一定是弱鹼性的。

蘇打水其實是碳酸飲料與「純水」之間的一種折衷。從根本上來說，碳酸飲料也是一種蘇打水，但其中加了糖（或者甜味劑）、磷酸和檸檬酸等添加劑。所以日常生活中所說的蘇打水並不包含碳酸飲料。

蘇打水對健康主要有以下幾個方面的影響：

- 骨質疏鬆：有些人擔心碳酸飲料酸性較強，容易降低骨密度。而蘇打水只有那種幾乎不含碳酸氫鈉的氣泡水有可能是酸性的，而且酸性也很弱，不至於影響骨密度。
- 痛風：關於痛風，有一種民間廣為流傳的療法是服用小蘇打片。由於蘇打水裡含有小蘇打，喝蘇打水也就被認為有利於緩解痛風，但這種療法其實並沒有得到科學實驗的證實。
- 控制體重：喝蘇打水有助於減肥的說法，是因為飯前喝蘇打水，會增加飽腹感，可以減少進食量。從理論上來說，飯前喝什麼水都能起到這樣的作用，但這會導致餓得更快。至於蘇打水裡的氣是否能產生更強的飽腹感，就看每個人的具體感覺了。

- 增加鈉攝取：蘇打水中含有多少鈉，要看具體的配方或者水源。蘇打水確實會增加鈉的攝取。比如市場主流的維生素C發泡錠，每片的鈉含量接近五百毫克，每天喝兩杯，鈉含量就接近每天推薦攝取量的一半了。

「由於蘇打水是鹼性的，對胃酸過多的人有緩解作用」，這種作用被演繹成「養胃」，其實是偷換概念。對於胃酸正常的人，這種作用就毫無意義。

敲重點

與碳酸飲料相比，蘇打水不含糖，酸性也較弱，是一種更健康的選擇。跟純淨水相比，蘇打水有一些滋味，讓喝水更愉悅。但要注意的是，如果蘇打水中所含的碳酸氫鈉較多，飲用過多會增加鈉攝取量，得不償失。

29 沒有任何一種水能排毒養顏

喝水對健康很重要，網傳各種喝水養生、喝水排毒的說法。本小節列出了三種「排毒養顏」的水，它們真的有這功效嗎？

有文章說「蜂蜜含有與人體血清濃度相似的各種礦物質，以及多種維生素和有機酸等，營養價值極高」。

且不說蜂蜜「含有與人體血清濃度相似的各種礦物質」只是信口胡說，即便是真的，那也是它們在蜂蜜這種高糖溶液裡的濃度，與血清濃度沒啥關係。蜂蜜中的礦物質、維生素和有機酸少得可憐，需要的話吃幾口蔬菜的量都比它多。

簡而言之，喝蜂蜜水獲得的營養成分少到可以忽略，攝取過多反而對健康不利。關於蜂蜜水有助於通便排毒，主要是其中的果糖（Fructose）作用，但每個人對果糖的敏感度是不一樣的，有的人一杯蜂蜜水下去，確實排便順暢了，但對另一些人作用有限。

還有網傳「檸檬含有豐富的維生素C，具有抗菌、提高免疫力、協助骨膠原生成等多種功效，經常喝檸檬水，可以補充維生素C，排毒美白」。

實際上人體內的許多生化過程都需要維生素C的參與。但是，這並不是說維生素C攝取得越多越好，還期待其產生正常生理作用之外的保健功效。所謂的「抗菌、美白、潤膚等多種功效」，只是一廂情願。

檸檬水不含糖、幾乎無熱量，把它當作風味飲料來補水，還是很健康的選擇。但市售檸檬水為了增加口感，往往會加入不少糖、蜂蜜等調味，過量飲用反而不利於健康。

至於網傳「菊花含有多種胺基酸、維生素和礦物質，沖泡後，大部分營養物質都會溶入水中」這則，考慮到菊花茶中所用的菊花量，即便是其中所有的胺基酸、維生素等營養物質全都溶入水中，其總量與人體的需求量相比也微不足道。菊花茶的特色成分是黃酮類物質和綠原酸（Chlorogenic Acid）。黃酮類物質具有抗氧化性而被認為有益健康，而綠原酸更是因為具有抗菌活性而被追捧。

跟檸檬水一樣，不加糖的菊花茶可以當作風味飲料來提高喝水的樂趣。至於黃酮類物質和綠原酸的「功效」，也就聊勝於無。

敲重點

多喝水有益健康，但沒有哪種水能夠「排毒養顏」；合理飲食、適當鍛鍊，讓身體處於良好的狀態，才是美白、養顏的基礎。

30 喝咖啡，益處超過風險

隨著咖啡逐漸融入人們的生活，關於咖啡是否有益於身體健康的話題持續受到關注。今天這位科學家說咖啡能抗癌，明天那位科學家說咖啡會傷胃，真不知道該聽誰的。

咖啡是咖啡豆的萃取物，其中的成分不下幾百種。其中，咖啡因無疑是最重要的。咖啡因能刺激神經興奮，起到提神的作用。尤其是咖啡因加葡萄糖，能互相結合使提神效果更好。所以很多運動飲料中也會添加咖啡因作為興奮劑。

除了提神，咖啡因的其他保健功能也吸引著科學家的目光。比如有些老人飯後會因為低血壓而出現暈眩，如果喝一杯含有咖啡因的飲料，就可能減輕這種症狀。所謂「含咖啡因的飲料」，除了咖啡之外，也包括茶或可可。

帕金森氏症是一種常見的老年病，有調查顯示**咖啡因有助於降低帕金森氏症的發病風險**。男性每天喝三杯到四杯會達到最大效果，每天一杯也有明顯作用；女性則跟飲用量關係不大，每天一杯到三杯就能達到最大效果。不過有趣的是，這種效果**對於吸菸的人無效**。

此外，**咖啡因對降低膽結石**（Gallstones）**的發病率也有一定幫助**，每天攝取四百毫克咖啡因（三杯到四杯咖啡）可以顯示出效果。

咖啡中除了咖啡因，還含有許多其他活性成分，比如抗氧化劑。尤其是經過烘炒的咖啡豆，抗氧化劑的含量會增高，而抗氧化劑有助於保持心血管健康。

咖啡中也含有「有害物質」，比如二萜烯類（Diterpene）化合物，會增加心血管疾病的風險。但二萜烯類化合物可以被咖啡紙濾掉，所以不推薦未經過濾的咖啡或者用金屬網過濾。除此之外，咖啡烘烤的過程會產生丙烯醯胺（Acrylamide），而大劑量的丙烯醯胺在動物實驗中顯示了致癌性。

咖啡的「不良表現」遠不止這些。如果每天喝太多咖啡（比如六杯以上），可能導致咖啡因上癮，對咖啡因的敏感性下降，進而喝得更多，導致失眠、緊張、胃部不適、噁心、嘔吐、心率與呼吸加快、頭痛、耳鳴等症狀。對心臟病患者來說，每天五杯咖啡已經達到了「不安全」的量。而且**咖啡易增加鈣流失**，如果有骨質疏鬆症狀，每天的咖啡因攝取量就不要超過三百毫克（相當於兩杯咖啡）。老年女性很容易出現骨質疏鬆，也需要更加注意。

藥物代謝與咖啡因代謝互相影響

很多藥物代謝會跟咖啡因代謝互相影響。比如含有麻黃鹼（Ephedrine）的感冒藥，它具有刺激神經興奮的作用。如果加上咖啡，其效果就會大大加強，從而出現「過量服藥」的症狀。

除了這種增加藥物效果的影響，還有的是增加咖啡因的作用（包括不良反應），有的則是降低藥物的效果。能夠與咖啡因互相影響的藥物太多，普通人大概無法記住，所以，最簡單的做法就是：**服藥期間，不喝咖啡。**

敲重點

不管是咖啡有益健康，還是有害健康的論點，其多是源自流行病學調查，結論也談不上蓋棺論定。目前廣為接受的推薦是：健康成年人，每天喝兩杯到三杯咖啡，「益處」超過「風險」。

31 甜食一吃，發胖毀容？

「甜食一吃，發胖毀容」，是真的嗎？

糖所帶來的甜味是人類寫進基因的口味偏好。吃糖所產生的多巴胺（Dopamine）會讓我們感到愉悅。然而，吃太多糖會增加肥胖、齲齒（俗稱蛀牙）、痛風、糖尿病等各種疾病的風險，使得它們成為「健康公敵」。所以，「減糖」就成為健康飲食的「三減」之一。

我們的皮膚狀況深受真皮中膠原蛋白的影響。膠原蛋白形成纖維狀的結構，在受到外部損傷時有一定的恢復能力。膠原蛋白上有一些游離的胺基酸，能夠跟糖形成交聯作用。當我們吃下很多糖，就會導致血糖濃度很高。糖的濃度越高，就越容易與蛋白質中的胺基酸發生醣基化反應而形成交聯作用。

這種交聯作用使得膠原蛋白受損時難以恢復原狀。而且，這些醣基化反應的產物會分解，形成糖化終產物（簡稱AGEs）。更麻煩的是，糖化終產物還會進一步促進蛋白質的交聯，增加細胞內的氧化反應，從而加速皮膚的衰老。

糖化終產物並不是只能在體內形成。實際上，在烘烤和煎炸食物中產生迷人風味的梅納反應，也是醣基化反應。梅納反應的產物中也含有大量的糖化終產物。這些糖化終產物能夠被吸收進入血液，然後被輸送到真皮組織中，跟糖形成的糖化終產物一樣，使膠原蛋白受損，導致皮膚衰老。

同一種食物，煎炸燒烤會遠遠比蒸煮燉產生更多的糖化終產物。比如：早餐麥片總AGEs含量是米飯的兩百二十倍，炸薯條是煮馬鈴薯的八十七倍，荷包蛋是水煮蛋的六十二倍。

延緩皮膚衰老的生活方式

人的衰老是不可阻擋的自然規律，皮膚的衰老也是如此。隨著年齡增長，皮膚的鬆弛、長皺紋是必然的。不過，衰老的速度會受到生活方式和環境因素的影響。

人們能做的，是淡定面對那些我們無法改變的因素，盡量去控制自己能夠操控的因素，從而「延緩衰老」。

除了前面說的「減少吃糖」、「減少吃糖化終產物多的食物」，以下這些也是我們可以控制的。

- 防晒。避免烈日暴晒，陽光強烈時在室外活動，要麼用衣服遮擋肌膚、要麼撐傘、要麼在露出的肌膚上塗SPF30[14]以上的防晒乳。
- 戒菸。抽菸會給皮膚帶來很大的氧化損失，對皮膚組織的影響與AGEs是類似的。
- 盡量少喝酒。酒會造成皮膚脫水，也不利於皮膚保養。
- 適度鍛鍊。
- 不要抓撓皮膚。
- 保持皮膚清潔，每天早晚洗臉，出汗之後及時洗澡。
- 注意保溼。
- 停止使用有刺激性的護膚品。對於同一款護膚品，不同的人反應可能不一樣。只要是使用時感到不適，就不要使用，不要管它的宣傳有多麼神奇。

敲重點

甜食攝取過多，其在體內產生的糖化終產物會增加細胞內的氧化反應，從而加速皮膚衰老。控糖、控甜食真的對「面子問題」很重要。

14 防晒係數（SPF）是評估產品充分且均勻塗抹時，可以提供肌膚多少紫外線B保護力的數值。

第四篇

打著科學名號
扭曲的糊弄

01 「抗氧化」的底層邏輯

市場上充斥著各式各樣的抗氧化保健食品，還有許多食品也宣稱「富含抗氧化劑」、「抗氧化能力強」。宣傳的多了，消費者也就接受了抗氧化劑能夠防病治病、護膚美容……。

抗氧化是什麼？我們的身體會面臨一些「氧化壓力」（Oxidative Stress），比如抽菸、喝酒、空氣汙染、紫外線等。這些因素會導致人體內形成一些活性氧，或者叫自由基（Free Radical）。人體正常的生命活動也會產生一些自由基，這些自由基對人體的新陳代謝是必要的。但外界氧化壓力產生的自由基，對人體來說就是額外的「氧化壓力」。

自由基很不穩定，容易與細胞或者DNA發生反應。人體對自由基有一定的抵抗力，但如果氧化壓力過大，會造成細胞和DNA受損，時間長了就會導致各種慢性病。而抗氧化劑能夠與自由基發生反應生成穩定的物質，從而使自由基無法再破壞細胞和DNA。這個過程，通常被稱為「清除自由基」，也是我們常說的抗氧化。

許多物質被證實有很強的抗氧化性，比如維生素C、維生素E、維生素A、胡蘿蔔素、番茄紅素（Lycopene）、玉米黃素（Zeaxanthin）、花青素（Anthocyanidin）、茶多

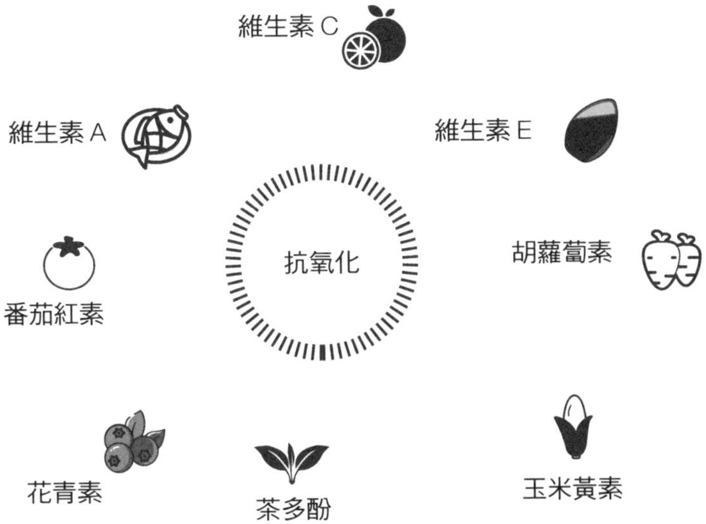
維生素C
維生素A
維生素E
抗氧化
胡蘿蔔素
番茄紅素
花青素
茶多酚
玉米黃素

▲含有高量抗氧化物質的蔬果。

酚……。流行病學調查顯示，吃較多蔬果的人健康狀況更好，慢性病的發生率更低。而蔬果中含有豐富的抗氧化劑，於是抗氧化劑往往被當作蔬果有益健康的主要功臣。

對民眾來說，多吃蔬果有益健康，至於到底是不是抗氧化劑的作用，則顯得沒有那麼重要。但對於商家來說，抗氧化劑就成了手中的一張王牌。

科學研究並沒有給抗氧化劑背書

面對市場上爆紅的「抗氧化劑」產品，科學界也做了許多研究去驗證這些抗氧化劑的功效。然而結果往往差強人意，商家只能挑選一些似是而非的研究，再進行演繹來支撐他們的主張。二〇〇九年二月的《臨床營養學》（*Clinical Nutrition*）上有一篇系統文獻綜述，總結了二十二項公開發表的隨機雙盲對照研究[1]，總參與人數多達十幾萬，結論是：「抗氧化劑防止冠狀動脈硬化（Coronary Atherosclerotic Heart Disease）」不成立。

二〇〇七年二月，《美國醫學會雜誌》（*The Journal of the American Medical*

Association，簡稱JAMA）發表的一篇系統文獻綜述，對總共涉及二十三萬多人的六十八項研究進行總結，結果是：幾種常見的抗氧化劑（維生素A、維生素E和β－胡蘿蔔素）對死亡率沒有影響；如果剔除那些品質不高的研究，只對四十七項總計十八萬多人參與的高品質研究進行分析，這幾種抗氧化劑甚至小幅度增加了死亡率。

抗氧化劑的研究一直很熱門，但此後的研究並未推翻上述研究結果。二〇一九年，哈佛大學醫學院（Harvard Medical School）的網站上發布了一篇〈了解抗氧化劑〉（*Understanding antioxidants*）文章，給了讀者簡單明確的建議：實驗室研究和許多大規模觀察性研究顯示，富含抗氧化劑的飲食，尤其是那種來自各種五顏六色蔬果的飲食，具有抗氧化的益處。但是，抗氧化補充劑的隨機對照試驗結果並不支持這些說法。事實上，**過多的抗氧化補充劑對生物體無用，甚至可能有害**。所以，最好從均衡的飲食中補充抗氧化劑。

---

1 為了要避免人為因素對試驗的影響，受試者隨機分配的資料由第三方保管，受試者與研究人員均不知道誰是試驗組、誰是對照組。

最後，大家需要有這樣的底層邏輯：蔬菜、水果、茶、黑咖啡等富含抗氧化劑的食物有利健康，這種正面作用是抗氧化劑還是其他成分帶來的並不重要，**我們攝取的是整體的食物，而不是其中的某些成分。**

敲重點

不管是天然萃取還是人工合成的抗氧化劑，雖然檢測出來的抗氧化性很高，但目前的科學證據並不能支持它們自我標榜的健康功效。

02 增強免疫力是種安慰劑

「免疫力」是個很吸引人的術語，日常生活中人們把它理解成「抵抗疾病的能力」。市場上，五花八門的保健食品宣稱自己可以「增強免疫力」。這其中有的是廠商自己「隨口說說」，有的則有「藍帽子[2]」，簡而言之，是合法的。

二〇一六年十二月，〈關於保健食品功能聲稱管理的意見（草案）〉中「增強免疫力」的功能定為「有助於維持正常的免疫功能」。這種功能的適用人群是「免疫力低下者」，而不適用人群則是「免疫性疾病患者」。也就是說，能否服用這些保健食品，需要分清楚自己是免疫力低下，還是免疫性疾病患者，而一般大眾大都

2 中國保健食品標章，由中華人民共和國的國家食品藥品監督管理局（SFDA）頒發，俗稱小藍帽。

難以分辨。

另外，這份草案中明確指出「國外目前尚無公認的增強免疫力功能臨床試驗評價方法」。也就是說，如何衡量免疫力低下，以及服用之後是否增強了免疫力，國外並沒有公認的方法。換句話說，到底有沒有效，只能靠自己感覺和信則靈了。

在二〇二三年八月發布的〈允許保健食品聲稱的保健功能目錄非營養素補充劑（二〇二三年版）〉[3]中，這一功效被修訂為「有助於增強免疫力」。也就是說，在中國市面上銷售的保健食品中，你可以買到「有助於增強免疫力」的合法產品。

增強免疫力的效果，如何被驗證

既然沒有評價方法，那麼這種功能又是如何認證的呢？

某種保健食品的「增強免疫力」功能想要獲得批准，需要進行一些動物實驗。要求是「採用正常動物，進行細胞免疫功能、體液免疫功能、單核—巨噬細胞（Macrophage）功能、自然殺手細胞（Natural Killer Cell）活性等免疫學指標測定」，只要其中有兩項結果是陽性，就可以判定該產品能夠「增強免疫力」。

簡而言之，中國保健食品經過批准的「增強免疫力」功效，是基於既定的動物實驗結果，並沒有在人體中有效的證據。這樣的證據美國食品藥物管理局和歐洲食品安全局（European Food Safety Authority，簡稱EFSA）都不會接受，所以中國的「增強免疫力」功效，不可能在歐美被批准。

關於增強免疫力，哈佛大學醫學院有一篇相對深入的科普文章〈如何提高你的免疫系統〉（*How to boost your immune system*），其中明確指出「**提高免疫力這個概念在科學上幾乎說不通**」。

因為在人體中，有大量各式各樣的免疫細胞，它們面對各種不同的病原體，會以不同的方式進行應對。**免疫細胞在不停的產生和凋亡，沒人知道免疫系統的最佳狀態，應該是多少免疫細胞或者哪種免疫細胞的組合。**

關於營養對免疫功能的影響，哈佛大學醫學院的一篇文章指出：營養不良會導致人體更容易生病，但還不能確定其是否影響了免疫功能；如果微量營養成分不

---

3 依〈健康食品管理法〉第十四條規定，健康食品之標示或廣告不得有虛偽不實、誇張之內容，亦不得宣稱醫療效能。

足，那麼服用複合維生素和礦物質補充劑可能對健康有益，但大量服用特定維生素並沒有什麼用。

市場上「增強免疫力」的產品一般是植物萃取物或者營養素補充劑，雖然它們可能在動物實驗中顯示出「改善了免疫功能」的效果，不過哈佛大學醫學院的文章認為「並沒有證據說明它們真的改善了免疫功能以抵抗感染和疾病。比如：科學家們並不知道那些看起來增加了血液中抗體水準的植物，整體的免疫功能是否有實際的提升」。

敲重點

那些「增強免疫力」、「調節免疫力」的保健品、食品，可能僅是安慰劑效應。

03 促炎飲食與抗炎飲食

網路上流行著「抗炎飲食」的說法。這到底是什麼意思，對健康又有什麼樣的影響呢？

日常生活中，人們經常說「發炎」、「消炎」。這裡的「炎」，是指身體部位發生腫脹、疼痛、發紅、發燒等反應。這樣的發炎，一般是由細菌、病毒等病原體引起的，只要對症處理並解決病原體，通常幾小時到幾天後就可以消炎。

「發炎」的本質是身體被外來病原體或者物質侵襲，細胞受到破壞，身體產生抗體以及其他物質來應對的過程，被稱為「免疫反應」。如果這種侵襲不是很劇烈，但是長期存在，那麼身體也就持續的處於警戒狀態，免疫反應會持續進行。這樣的狀態被稱為「慢性發炎」。

慢性發炎會破壞健康的細胞、組織，損傷肝臟、胰臟、肌肉和大腦等器官，從而導致各種慢性病，如肥胖、心臟疾病、腦中風、糖尿病、癌症等。除了這些生理疾病，有許多研究還顯示，長期處於發炎狀態，還會影響心理和精神健康，導致記憶力下降、易怒、情緒衝動等。

何謂抗炎食物和促炎食物

多項科學研究顯示，食物中的許多成分對於發炎狀態的促進或者抑制有影響。美國南卡羅來納大學（University of South Carolina）的研究人員匯總了近兩千篇研究論文，設計出了一個「飲食發炎指數」（Dietary Inflammatory Index，簡稱DII）。他們確定了四十五種會增加或者減輕發炎的食物成分，然後根據它們在食物中的含量計算出一個數值，來衡量這種食物的「發炎潛能」。

根據飲食發炎指數的高低，可以把食物分為「抗炎食物」和「促炎食物」。抗炎食物有助於降低慢性發炎的發生，而促炎食物則相反，會加重身體的發炎反應。

■常見抗炎食物

• **全穀物：**全穀物保留了完整穀粒的所有可食部位，包括麩皮、胚芽、胚乳等，含有穀粒天然的全部營養成分。膳食指南推薦每天吃五十公克到一百五十公克全穀物食物，比如全麥粉、糙米、燕麥、小米、玉米、高粱米、青稞、蕎麥等。

• **蔬果：**蔬果一般富含膳食纖維、維生素、礦物質，以及多酚等植物化學物。它們具有優秀的抗氧化能力，能夠減輕體內的發炎反應。

• **魚類及其他水產品：**魚類及其他水產品含有豐富的優質蛋白，脂肪中對健康有益的不飽和脂肪酸占比很高，還有豐富的鐵、硒、鋅、碘等礦物質，總體而言有助於降低體內的發炎狀態。建議每週吃兩次及以上的水產品。

• **茶：**在各種飲料中，茶中富含的茶多酚具有抗氧化、抗炎作用。不過需要注意的是，這裡指的是不加其他成分的「純茶」。以茶替代一般飲料，不僅可以愉快的補充水分，還對抗炎有益。

• **植物調味品：**一些植物調味料中含有的特殊風味成分也具有不錯的抗炎能力，比如薑、蒜、辣椒、咖哩、肉桂等。烹調時使用這些植物調味料去調味，減少對油、鹽、糖的依賴，對抗炎也是有幫助的。

■常見促炎食物

- **高糖及精緻碳水化合物：**這裡的「糖」，不僅包括蔗糖（Sucrose）、果糖、葡萄糖、麥芽糖等，也包括冰糖、紅糖、糖漿、蜂蜜、果汁等各種糖占據主導地位的食物。精緻碳水化合物是相對於全穀物，只用精緻米、白麵粉製作而成的食物，比如白饅頭、白麵包、粉條、餅乾、甜點等食物。
- **高脂及油炸食物：**肥肉以及煎炸類的、烘焙類的高脂肪食物，高熱量、高脂肪（尤其是飽和脂肪），長期攝取過多也會促進發炎發生。
- **紅肉以及加工肉類：**紅肉主要是指豬、牛、羊肉等，加工肉是指對它們深度加工而成的火腿、培根、臘肉、香腸等產品。
- **加工零食：**零食的基本特徵就是「好吃」。但它們通常會占據高油、高鹽、高糖、精緻碳水等「促炎因素」中的一種或者多種。

一種具體疾病的發生，往往與多種因素有關，食物只是其中的一個方面。不管是抗炎食物還是促炎食物，都是正常的食物，都會為我們的身體提供需要的物質。**我們需要做的是根據膳食指南合理搭配，在保證營養均衡的前提下，適當多吃一些**

抗炎食物，減少促炎食物的攝取。

敲重點

不管是抗炎食物還是促炎食物，都只是食物，它們對身體健康「有一定影響」，但並不是大量吃抗炎食物就不會得病，也不是吃了促炎食物就會生病。

04 無糖食品真無糖？

隨著人們對健康的關注越來越多，糖對健康的危害也越來越被大家所認識。於是各式各樣的「無糖食品」應運而生，還經常伴隨著「更健康」、「適合糖尿病患者」、「幫助減肥」等極具吸引力的行銷語言。

「無糖食品」指一百公克固體或一百毫升液體中所含的糖不超過〇・五公克。此外，還有一個「低糖食品」的概念，指每一百公克固體或一百毫升液體含有的糖不超過五公克。

需要強調的是，這裡的「糖」並不僅指蔗糖，而是包括了所有單醣和雙醣，比如果糖、葡萄糖、乳糖、麥芽糖等。蜂蜜和高果糖漿是果糖和葡萄糖的混合物，所以也包含在內。

「低糖」、「無糖」並不僅指加進去的糖，食物中本就存在的糖也需要計算在內。比如柳橙汁或者蘋果汁中，天然的糖含量就可達一〇%左右。這意味著即便是「一〇〇%無添加」的果汁，也不滿足低糖、無糖的定義。

至於一種食物含有多少熱量，跟它是否無糖並沒有必然關聯。

在食物中，糖的首要作用是產生甜味，一些食物還要靠它改善口感。「無糖」的食物是不是熱量更低，取決於用什麼來代替糖。

如果使用甜味劑來代替糖，比如飲料，那麼的確是降低了熱量。此外，糖對牙齒的腐蝕、葡萄糖導致的血糖升高，以及果糖引發的代謝症候群（Metabolic Syndrome），也都可以避免。從這個意義上，可以認為無糖飲料熱量更低、更健康。不過，甜味劑不像葡萄糖可以誘導身體產生飽足信號，所以不利於人們控制食慾。如果控制食慾的意志不足，那麼無糖食品有可能讓你吃得更多。

• 甜味劑：用甜味劑代替糖，對飲料來說容易實施，但對固體食物要複雜些——需要用其他成分去填補糖的位置。食物中除了糖，還有複雜性碳水化合物（Complex Carbohydrates）、蛋白質和脂肪。

- 脂肪：如果是用脂肪來代替，熱量比糖更高；用蛋白質來代替，從營養上來看倒是不錯，不過在價格和口味上都會完全不同。
- 膳食纖維：如果用膳食纖維來代替，倒是可以降低熱量，還能帶來其他健康益處，但膳食纖維的物化性質（Physicochemical Characteristics）跟糖相比相差太大，用其取代的難度很大。

糖尿病患者的救星？

糖尿病患者的飲食方針，最關鍵的是控制血糖的大幅波動。一般而言，代替了蔗糖、葡萄糖或麥芽糖的無糖食品，血糖生成指數會較低。需要注意的是，無糖食品也並非高枕無憂，糊精（Dextrin，澱粉的不完全水解產物）、精緻麵粉、米粉等配料，糖尿病患者也還是不能掉以輕心。

所以，除了認準在包裝上被突出強調的「無糖」標籤，還應該看看配料表。如果其中有澱粉糊精、環狀糊精（Cyclodextrin）、精緻麵粉、米粉等，就需要謹慎購買。成分表中排名越前面的，說明其含量越高。

如果想要甜味又不想要高熱量，就只能使用甜味劑。跟其他的食品添加劑一樣，甜味劑總是陷在「長期大量食用或××」的陳詞濫調中。實際上，能夠產生甜味的物質很多，但要拿到「工作證」成為甜味劑，需要經過重重考驗。絕大多數甜味劑的「安全攝取量」相當於每天幾百公克蔗糖產生的甜度，想要超標也很難。

敲重點

有些「無糖食品」可能不含糖，但含有更多的脂肪、糊精等，總熱量可能比「有糖食品」更高。

05 無麩質飲食，多數人不需要

近些年「無麩質飲食」逐漸被人們所認知，許多人把它當作一種健康飲食。這種理念的核心是麩質對健康有害。

麩質是麵筋蛋白的主要組成部分。中國的傳統食品「麵筋球」，就是從小麥粉中分離出來的麵筋蛋白，其主要成分就是麩質。

麵筋蛋白對於麵粉的加工性質影響很大。根據其含量，麵粉被分為高筋、中筋、低筋，麵筋蛋白含量越高，形成的麵團就越有嚼勁，比如拉麵就需要麵筋含量高的麵粉，而烤蛋糕則需要低筋麵粉。

有一種自身免疫病叫做乳糜瀉（Celiac Disease）。乳糜瀉患者如果吃了麩質，會出現嘔吐、腹瀉、胃痛等狀況。長期刺激會破壞小腸絨毛，導致營養不良。

有些人吃了麩質食品也會出現嘔吐、腹瀉等類似症狀，屬於「麩質不耐受」（Gluten Intolerance）。

此外，還有一些人吃了小麥食品出現其他形式的不適，一旦停止攝取就好轉，屬於小麥過敏（Wheat Allergy）。

其中最被關注的是乳糜瀉。但是患有乳糜瀉的只是很小一部分人群，發生率只有約一%。

對於乳糜瀉、麩質不耐受以及小麥過敏的人群，吃無麩質飲食是有必要的。只要不攝取麩質，就不會出現症狀。

「無麩質」指食物中沒有小麥、大麥、黑麥等含有麩質的原料。為了方便這些人群選擇食物，美國制定了「無麩質食品」的標準——不含有麩質原料，並且生產過程中混入的麩質含量在每公斤二十毫克以下。

無麩質食品可以賣出更高的價格，但是真正需要的人群畢竟有限。所以為了吸引更多的消費者，「更健康」成為無麩質食品的賣點。

另外，也有一些研究在探索無麩質飲食對普通人群的好處。不過迄今為止，並沒有像樣的證據支撐各種傳說中的「健康好處」。二〇一七年，《英國醫學期刊》

上發表了一項針對超過十萬非乳糜瀉人群的研究，調查顯示：長期遵循無麩質飲食與心臟疾病發病率沒有相關性。

無麩質飲食屬於精緻加工，其減少了全麥粗糧中含有的膳食纖維和礦物質等營養成分，更易被人體吸收，血糖生成指數也更高。調查資料顯示，換成無麩質食品的消費者，體重和代謝症候群的風險甚至有所增加。

推崇「無麩質飲食」的人還經常引用《穀物大腦》（*Grain Brain*）中的說法：

「穀物以及水果和其他碳水化合物能對大腦造成永久的傷害，會導致阿茲海默症、慢性頭痛、憂鬱、癲癇等各種與大腦相關的疾病，還會加快身體的老化速度，人們關心的肥胖、關節炎、糖尿病和其他慢性病都跟這有關係。」

但是，**這些說法並沒有學術界認可的證據來支撐**。

營養學研究包括調查資料、細胞研究、動物研究和臨床研究。不同的研究實驗設計不同，針對同一個問題所得到的結論也可能不同。不同的實驗設計和資料，作為科學證據的可靠度也不同。如果選擇性的挑選一些「證據」，也可以得出一些驚人的結論。但對於民眾來說，彙集了所有營養學研究總結出的營養指南才是最值得信賴的——穀物（碳水化合物）、蛋白質、脂肪都是人體所需要的營養成分。透過多樣化飲食獲得全方面均衡的營養，才是保證健康最可靠的方式。

敲重點

對於乳糜瀉、麩質不耐受以及小麥過敏的人群，無麩質飲食是有必要的，但對普通人群不見得有好處。

06 激素食品的傳聞

有部影視劇中的醫生對乳腺癌患者說：「在飲食方面，不能吃含有激素的東西，比如蜂膠……」這句臺詞引起了蜂產品協會和相關企業的強烈不滿。

蜂膠是蜜蜂吸取植物芽孢上的汁液，與自己的分泌物混合而形成的膠狀物。在古代，人們用它來消炎、療傷，現在又被賦予了「抗菌」、「抗病毒」、「調節免疫」、「抗腫瘤」等功效。科學家們對這些功效進行過檢驗，結果卻是「沒有可靠證據支持這些功效」。

蜂王漿（蜂王乳）則是一種很「神奇」的物質。完全相同的蜜蜂幼蟲，只吃蜂王漿的就發育成體形大、壽命長、具有生殖能力的蜂王，而早早斷漿改吃蜂蜜和花粉的就發育成體形小、壽命短、沒有生殖能力的工蜂。所以，人們普遍相信蜂王漿中存在著大量雌激素。然而科學家們努力了很多年，只在其中檢測到了含量極低的雌激素，不足以產生生物學活性。

直至二〇一一年，科學家們才發現，蜂王的形成主要有以下兩個原因：

第一是新鮮蜂王漿中有一種蛋白質，蜜蜂吃了之後能促進其生長激素的分泌，進而調控基因表現，最終形成蜂王。但是，這種蛋白質很不穩定，易降解。被人類收集、儲存、加工、食用消化之後的蜂王漿中的這種蛋白質難以保持活性。

第二是蜂蜜和花粉中有一種物質叫做「對位香豆酸」，蜜蜂幼蟲吃了之後會啟動解毒與增加免疫力的基因，從而能夠對抗花粉與蜂蜜中的有毒物質。但是，與卵巢發育相關的基因被抑制了，而蜂王漿中不存在這種物質，所以只吃它的蜂王就不受影響，能夠正常發育。

現代商業化養殖的雞、鴨，還有各種水產品如鱔魚、螃蟹、蝦等，都長得又快又大，於是許多人認為是用了生長激素。

商業化養殖的動物長得好，是品種改良、配方飼料以及養殖條件優化，三者綜合作用的結果，並不需要用到生長激素。

一方面，法規禁止在養殖中使用雌激素，生產者使用雌激素是冒著「非法生產」的風險，對於較大規模的養殖者來說風險遠遠超過收益，並不值得。另一方面，想當然的，使用雌激素並不能促進養殖的家禽和水產品生長，反而可能導致其死亡。

在蔬果（尤其是非當令蔬果）生產中，「植物激素」的使用相當廣泛。所以許多人說非當令蔬果含有生長激素，會導致兒童性早熟。

「植物激素」的正式名稱是「植物生長調節劑」，其能與植物體內的受體結合，調節植物的生長發育速度。但是，**人體內並沒有植物激素的受體，不會與植物激素產生反應，所以植物激素對人體不具有活性。**這就跟花粉是植物的精子，但不會導致人類懷孕是一樣的道理。

「植物雌激素」對人體的作用

植物中有一些物質，跟人體雌激素有一定的相似性，能夠與人體內的雌激素受體結合，從而產生雌激素活性，被稱為「植物雌激素」。

植物雌激素的活性非常微弱，而且具有雙向調節作用。也就是說，如果人體內的雌激素水準低，那麼它可以與多餘的雌激素受體結合，起到一定的補充作用；如果人體內的雌激素水準過高，它會占據一部分雌激素受體而本身的活性又很低，就會降低雌激素水準。

敲重點

所有動植物體內都會分泌各種激素，以維持正常的生長發育。對於一般的食品，人們所擔心的「不法商家添加激素」以及「激素食品」，並沒有什麼科學依據。當然，某些非一般食品，或者宣稱具有「神效」的保健食品，是否本就存在，或者廠商非法添加了某些激素，就需要「個別分析」，無法一概而論。

07 吃的膠原蛋白不會乖乖跑到皮膚上

膠原蛋白在世界各地被炒得火熱，尤其是在中國，幾乎被時尚女性吹捧上天。一位年近不惑卻青春依舊的明星自稱達成了「逆生長」，並致力於研究和開發美容保養產品，推出的新產品中就有一個以「小分子膠原蛋白」為主打原料。雖然該產品的行銷宣傳漏洞百出，但明星的號召力很驚人，依然吸引了大量的粉絲購買嘗試。

作為食物，膠原蛋白跟其他蛋白質一樣要經過消化吸收，然後被人體作為原料合成各種蛋白質。其實人體並不能分辨「原料」的來源，不會因為吃的是膠原蛋白就合成膠原蛋白。

簡而言之，膠原蛋白需要身體自己合成，**吃的膠原蛋白並不會乖乖的跑到皮膚**

上去，也無助於合成膠原蛋白。

市場上有「小分子膠原蛋白」、「膠原蛋白肽」、「水解膠原蛋白」，宣稱小分子的膠原蛋白能被人體直接吸收並作用於皮膚。

這些產品是把膠原蛋白用蛋白酶進行水解而得的產物，相當於把人體消化的過程在體外完成了一部分，使消化吸收速度更快。有一些研究發現，膠原蛋白二肽、三肽能直接被吸收進入血液，而且在血漿中可以穩定存在。

這項研究被商家演繹成，這些小分子肽能夠被血液運送到皮膚等部位直接形成膠原蛋白，但這並沒有可靠的科學證據。另外，人體合成蛋白質需要胺基酸進入細胞，在核糖體內「組裝」成蛋白質，而迄今並沒有科學證據顯示，小分子肽能夠完成這個過程。

膠原蛋白產業贊助了大量的科學研究，試圖證明它有功效。但是，要想某種「功效」獲得認可，需要綜合所有研究並向監管機構提出申請，由監管機構組織專家審查證據的可靠性和充分性。然而迄今為止，並沒有監管機構批准過膠原蛋白的功效。

作為食品，膠原蛋白是一種劣質蛋白質

人體的蛋白質需要自己來合成，從食品中攝取的蛋白質只是提供胺基酸作為原料。人體對不同胺基酸的需求量不同，所以科學界以消化吸收率以及胺基酸組成，與人體需求比例的接近程度，來衡量一種食用蛋白質的品質。優質蛋白的胺基酸組成合理，消化吸收率高，所以利用率高。

相比之下，膠原蛋白中沒有色胺酸（Tryptophan）。色胺酸是人體必需的胺基酸之一，無法透過其他胺基酸轉化而來，需要從食物中攝取。這就意味著如果只吃膠原蛋白，那麼吃多少都無法滿足人體需求，所以被認為是劣質蛋白。

對素食的推崇還催生了「植物膠原蛋白」的說法。這是一個徹頭徹尾的騙局。

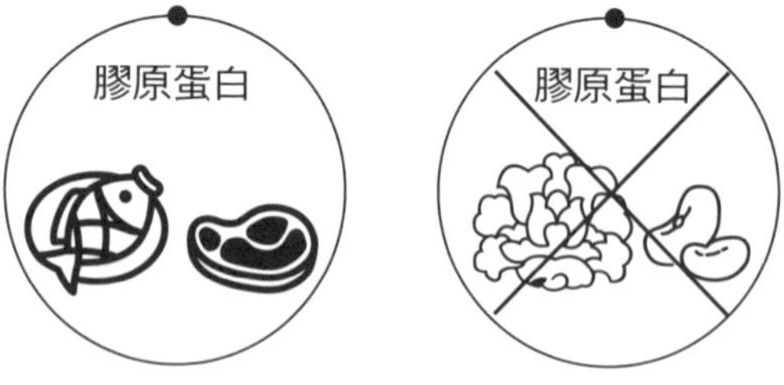

▲ 植物性食品中沒有膠原蛋白。

膠原蛋白是廣泛存在於動物的皮、骨等組織中的一種蛋白質。在植物中不存在這樣的組織，也不存在這一類蛋白質。行銷廣告中所說的那些含有「植物膠原蛋白」的食物，比如銀耳、桃膠（Peach Gum）、珊瑚草（海底燕窩）等，其實蛋白質含量非常低。廣告中宣傳經過高溫烹煮形成黏黏糊糊的溶液是「膠原蛋白」，但其實它們根本不是蛋白質，而是一些多醣，屬於碳水化合物的一種。

敲重點

健康的皮膚需要膠原蛋白，但膠原蛋白只能身體自己合成，吃進去的膠原蛋白並不會乖乖的跑到皮膚上去。

08 看到口服玻尿酸，先看好自己的錢包

許多人對玻尿酸並不陌生。在美容市場上，注射玻尿酸、玻尿酸面膜已經風行很久了。而最近引爆市場的，是「口服玻尿酸」（Hyaluronic Acid）。

玻尿酸又叫透明質酸，是一種很特別的黏多醣。它最大的特點是吸水性極強，一公克玻尿酸能吸收一千公克的水，形成極為細膩潤滑的凝膠。早在一九三四年，美國一位眼科教授就從牛眼睛的玻璃體中把它分離了出來，並確定了其化學結構和特性。當時玻尿酸主要用於醫療，比如晶體植入、角膜移植和抗青光眼等眼科手術。但由於其獲取不易，價格非常昂貴。

後來，科學家們研發出微生物發酵生產玻尿酸的技術，使其生產成本大大降低，應用領域也擴展到醫美注射、關節炎、皮膚保養等。消費領域的應用也催生了

生產技術的發展。尤其在中國，近年來玻尿酸的產量已經超過世界總量的八〇%。

相較於醫療、醫美和護膚美容，「吃」無疑具有更大的市場和吸引力。於是，玻尿酸行業一直推動「口服玻尿酸」。二〇〇八年，中國批准了玻尿酸可以作為保健食品食用。二〇二一年，玻尿酸被批准可以作為「新資源食品」用於普通食品中，這開啟了玻尿酸市場的新篇章。[4]

消費者不清楚，而行業也有意無意混淆的是：「能吃」跟「吃了有用」完全是兩回事。

讓我們先來看看「新資源食品」的定義。《新資源食品管理辦法》中明確指出，「新資源食品」有四類：在中國無食用習慣的動物、植物和微生物；從動物、植物、微生物中分離的在中國無食用習慣的食品原料；在食品加工過程中使用的微生物新品種；因採用新技術生產導致原有成分，或者結構發生改變的食品原料。玻尿酸屬於第一類。

批准為「新資源食品」，核心是「新」和「能吃」，並不是認可商家宣稱的

4 食藥署規定每日使用量不得超過八十毫克。

「功效」。為了避免這種錯誤認知，《新資源食品管理辦法》還明確規定「生產經營新資源食品，不得宣稱或者暗示其具有療效及特定保健功能」。

也就是說，被批准為「新資源食品」僅是指它「能吃」。想要說明它「有用」，需要其他直接可靠的科學證據。然而迄今為止，並沒有這樣的科學文獻。二〇一二年，歐洲一家公司向歐洲食品安全局申報「口服玻尿酸護膚」的功效，專家委員會深入審查提交的證據之後，做出了「沒有臨床試驗支持所申報的功能」和「口服玻尿酸和保護皮膚之間無法建立因果關係」的結論，明確否決了這項申請。在此後的這些年中，雖然有零星的科學實驗發表，但在實驗設計以及資料分析方面，往往都存在漏洞，算不上有說服力的科學證據。

簡而言之，如果你看到市場上有的食品宣稱「口服玻尿酸可改善人體皮膚水分，具有抗氧化，改善骨關節功能，預防骨質疏鬆，修復胃黏膜損傷等作用」的說法，一定要保持清醒的頭腦、看好自己的錢包。總之一句話，面對各種五花八門的玻尿酸產品，請慎重。

敲重點

面對市場上「口服透明質酸可改善人體皮膚水分，預防骨質疏鬆、修復胃黏膜損傷等作用」的說法，一定要保持清醒的頭腦。玻尿酸吸水性強，但是否「補水嫩膚」真不好說。

09 白藜蘆醇與葡萄籽的功效

在各種「生物活性成分」、「抗氧化」的產品中，白藜蘆醇（Resveratrol）和葡萄籽萃取物是極具號召力的兩種成分。

■白藜蘆醇的功效

一九三九年，日本學者從一種植物白藜蘆中分離出一種新的化合物，命名為「白藜蘆醇」。在此後的幾十年中，它一直默默無聞，直到一九八〇年代，一些學者開始研究它的生物活性。

一九九〇年代，葡萄酒行業炒作「法國悖論」：法國人吃很多高熱量、高脂肪、高膽固醇的食物，但心血管疾病的發病率不高。這被解釋為「法國人大量喝紅葡萄酒，是葡萄酒起到了保護心臟的作用」。為了解釋「法國悖論」，科學界進行了大量研究，也沒有找到合理的解釋。因為葡萄酒中有白藜蘆醇，所以白藜蘆醇得到了空前的關注，研究論文多達上萬篇。

一些植物在受到真菌、病毒等外來侵襲時，會產生白藜蘆醇來進行防禦，這樣的代謝產物一般具有抗氧化、抗菌功效。於是，在理論上，白藜蘆醇成為「紅酒健康功效」的活性成分。但是迄今為止，白藜蘆醇的活性研究基本上集中在細胞實驗和動物實驗，至於它在人體中的作用，依然是「不足以證明有效」。

雖然有充分的證據支持白藜蘆醇在動物實驗中的健康功效，不過動物實驗中的「有效劑量」都很大，換算到人身上，相當於每天要攝取上千毫克的白藜蘆醇。而一瓶紅葡萄酒中，總共只含有幾毫克的白藜蘆醇，白葡萄酒含量更少，甚至不到一毫克。

也就是說，哪怕是大量喝紅葡萄酒，人們從其中獲得的白藜蘆醇量也難以達到有效劑量。只有透過食用白藜蘆醇補充劑，才能達到動物實驗中有效的劑量。基於這樣的思路，保健食品商家就推出了各種各樣的補充劑產品。

面對這些形形色色的白藜蘆醇補充劑，消費者需要明白的有以下三點：

●白藜蘆醇補充劑經過萃取製成保健品服用後，其代謝與劑量效應關係有可能不同。

●白藜蘆醇補充劑的每天推薦服用量在幾十毫克到幾百毫克，與動物實驗中的有效劑量仍有差距。

●大劑量服用白藜蘆醇補充劑的安全性，只有短期的實驗證據，長期服用是否產生危害，現在還無從得知。

簡而言之，基於目前的科學證據，服用白藜蘆醇補充劑不是一個明智的決定。合理飲食、營養均衡，才是穩妥、合理的選擇。

■葡萄籽萃取物及其作用

葡萄籽萃取物往往被宣傳具有降血脂、抗癌、美容、抗衰老等功效，可這些「功效」，可靠程度有多高呢？

葡萄籽中含有大量的維生素Ｅ、類黃酮、亞油酸（Linoleic Acid）以及一類叫做「前花青素（Oligomeric Proantho Cyanidines，簡稱ＯＰＣｓ）」的成分。除了亞油酸資質平平之外，其他這些成分都具有很好的抗氧化性。於是，抗氧化就成了葡萄籽的「金字招牌」。

直接吃葡萄籽難以下嚥，即使吞了下去，其中的活性成分也很難被人體吸收。於是，商家把活性成分萃取出來，做成保健食品，「葡萄籽萃取物」就此誕生。實驗發現，攝取葡萄籽萃取物後，血液中的抗氧化劑含量顯著增加了。

但是，**能夠吸收跟有保健功能並不是一回事**。科學家們做過一些初步的動物實驗，葡萄籽萃取物似乎對降低膽固醇、保護血管有一定的作用。不過這些實驗太初步了，不能作為證據。在沒有進一步可靠的臨床試驗前，還是不要當真比較好。

除此之外，美容、護膚、抗衰老、抗癌等功效，也都只是「美好的願望」，沒有科學證據的支持。

敲重點

迄今為止，白藜蘆醇的活性研究基本上集中在細胞實驗和動物實驗，至於它在人體中的作用，依然「不足以證明有效」。葡萄籽萃取物的保健功效也僅僅處於初步動物實驗的階段。

10 小分子水更好吸收？

某品牌推出了一款「熟水」，宣稱「攝氏一百三十五度超高溫煮沸」、「水分子更小，更好吸收」。

所謂**「攝氏一百三十五度超高溫煮沸」是食品行業常規的一種加工技術**。大家熟知的常溫牛奶，就是透過這種技術殺菌，所以在常溫下能夠長期保存。

飲用水行業中之所以沒有其他廠商採用這樣的加熱條件，是因為「沒有必要」。水中沒有什麼營養物質，並不適合細菌生長。如果採用自來水作為生產原料，消毒後，細菌已經很少了。從消除細菌的角度，透過淨水處理就可以充分的去除細菌，不需要加熱。所以，「攝氏一百三十五度超高溫煮沸」只不過是商家的一個噱頭而已。

「小分子水更容易吸收」其實是偽科學。水分子是一個氧原子與兩個氫原子構成的分子，不管如何加工處理，都不可能變小。如果把它分開，它就不再是「水」了，比如透過電解把它「變小」，就會生成氫氣和氧氣。

「小分子團」經常被拿來炒作。一個水分子中的氧原子能夠吸引另一個水分子中的氫原子，從而使這兩個水分子之間存在一定的吸引力，即「氫鍵」。因為氫鍵的存在，會出現幾個水分子形成的小團簇。氫鍵越強，這個團簇就越大；氫鍵越弱，這個團簇就越小。不過，這種吸引力並不穩定，而是處於不斷的「形成—解離」中。

基於它形成的水分子團也處於極其不穩定的狀態，每一個具體的水分子團存在時間都極其短暫。溫度對氫鍵強弱的影響很大，高溫下氫鍵弱，所以這樣的水分子團就會小一些。這裡需要注意的是：**「水分子團更小」只是在高溫下存在，加熱後降至常溫，也就恢復了正常狀態。**

在市場行銷中，這樣的機制被演繹成了「高溫煮沸的水分子團更小」，然後進一步演繹成「水分子更小，更好吸收」。

「熟水」與「生水」有什麼區別？

水中可能含有多種雜質。對人們的健康來說，可能的有害物質主要有以下這三類：一是有毒無機物，如汞、鉛、砷以及亞硝酸鹽等；二是致病菌；三是某些分泌毒素的藻類。

水處理就是去除這些有害物質的過程。以前人類能夠採用的處理手段有限，加熱煮沸幾乎是唯一可行的辦法，而它的作用也是立竿見影的：有效的殺菌，解決了微生物帶來的安全問題；去除一部分礦物質，從而「軟化水」，改善口感。相應的，人們把這樣燒開的水稱之為「熟水」。但只有燒開，遠不能去除那些有毒無機物以及對熱穩定的藻類毒素。

現在，人們有更多的選擇可以更好的完成水的殺菌和淨化。傳統意義上的「熟水」，也不是飲用水安全的必要條件。在這個時代，鼓吹「超高溫殺菌」的「熟水」有多好，意義何在？

敲重點

只要是未被汙染的自來水，正常煮沸即可，超高溫加熱其實是多此一舉。「小分子水更易吸收」也只是商家的噱頭。

11 只要飲酒就會增加罹癌風險

「適量飲酒有益健康」這個說法不僅在酒類行銷中經常強調，許多醫學、營養和科普界人士也經常提到——而且，還有各種科學研究文獻來支持這種說法。

適量飲酒有益健康的說法來自我們之前提過的「法國悖論」：法國人的飲食、運動等生活方式並沒有多健康，但他們的心血管發病率卻不高。關於此悖論也曾有過解釋：法國人喝很多葡萄酒，葡萄酒可能有利於心血管健康。

為了解釋「法國悖論」，各國科學家們進行了大量研究，在這些研究中，科學家們把心血管疾病發病率、死亡率與喝酒量對比，發現「適量飲酒」的人群中，心血管疾病發病率及死亡率都比完全不喝酒的人群低。而且，不僅是葡萄酒，啤酒和白酒也有類似的結果。

當然，作為流行病學調查，會受到其他因素的影響。比如：經常喝葡萄酒的人，收入往往比較高，因而醫療條件也更好，而且飲食、生活方式也會影響結果，比如蔬果的攝取量、多常鍛鍊身體等。在大型調查中，可以用統計工具剔除這些因素的影響，盡可能得到「適量飲酒」對心血管健康的影響。

在剔除了所有混雜因素之後，「適量飲酒」對心血管健康的正向作用減小了，但並沒有完全消失。為了解釋這一現象，有學者提出了一些假說。比如酒精有助於增加血液中「好膽固醇」，而好膽固醇的增加有助於降低心血管疾病的風險。隨著這種假說被一些試驗支持，「適量飲酒有益心血管健康」漸漸得到了認同。

心血管疾病並非危害健康的唯一因素，「適量飲酒」會不會對其他的健康因素也有影響呢？

在世界衛生組織國際癌症研究機構（International Agency for Research on Cancer，簡稱 IARC）的致癌物分類等級中，**酒精是「一級致癌物」，對人體的致癌作用證據確鑿。**

科學界一直在研究酒精攝取量與各種癌症發生風險的關係，目前科學界的共識是：飲酒會增加多種癌症的發生風險，而且沒有所謂的「適量」範圍。對於許多癌症，只要飲酒就會增加罹癌風險，喝得越多，風險就越高。比如口腔癌、鼻咽癌和食道癌，重度喝酒者的發生風險是不喝酒者的五倍左右，其他的癌症比如結直腸癌、喉癌、乳癌、肝癌、膽囊癌等，發病率也都有所增加。而即使是每天攝取二十五公克酒精（屬於適量範圍），有一些癌症的發生風險也會明顯增加。

對任何食物，都不能只考慮其中的某個成分對健康的「好影響」，應該從食物的整個組成、正常的食用量著手，考慮其對健康的整體影響。以酒為例，雖然適量飲酒「可能」對心血管健康有一定好處，但衡量其對癌症、脂肪肝、痛風等疾病的影響，總體看來它是不利於健康的。

敲重點

總體來看，飲酒並不利於身體健康，不建議為了可能存在的健康益處而飲酒。

12 荔枝病

每到吃荔枝的季節，就有不少關於荔枝的流言。荔枝到底能不能吃？

■流言一：不法商販用甲醛和二氧化硫噴灑荔枝

甲醛的揮發性很強，用到足以防腐的量會有明顯的刺激性氣味，消費者不大可能會買。二氧化硫（Sulphur Dioxide）是常用的保鮮劑，能夠抑制氧化，此外它還可以抑制黴菌等微生物，從而避免荔枝腐壞。

吸入較高濃度的二氧化硫氣體對健康的確有很大危害，但這跟食物上的二氧化硫殘留是兩回事。二氧化硫是廣泛使用的食品加工助劑，一定量的殘留並不會危害健康。〈熱帶水果中二氧化硫殘留限量〉中規定，荔枝、桂圓等鮮果，二氧化硫殘留限量為「小於等於每公斤三十毫克」。〈食品添加劑使用標準〉（GB 2760—

2014）中規定，「經表面處理的新鮮水果」中二氧化硫允許殘留量為「小於等於每公斤五十毫克」。這個「允許殘留量」的含義是：只要不超過它，對人體就不會有危害[5]。

■流言二：不法商販用乙烯利催熟荔枝

乙烯利是一種植物生長調節劑，可以促進果實成熟。用它來催熟香蕉、芒果等提前採摘的水果，在農業生產中是很常見的做法，並不會危害健康。

不過，用乙烯利來處理荔枝純屬臆想。荔枝需要保鮮，不僅不需要「催熟」，反而是要抑制其成熟。

■流言三：大量吃荔枝可能會出現「荔枝病」

所謂「荔枝病」，是指空腹時大量食用新鮮荔枝後出現的頭暈、心慌、出汗等低血糖症狀。

5 衛福部規定二氧化硫殘留量不得超過每公斤〇．一公克。

從現在的研究進展來看，「荔枝病」的產生是因為荔枝中的兩種毒素——次甘胺酸（Hypoglycin）和 α– 亞甲環丙基甘胺酸（α–Methylenecyclopropyl）。當空腹大量吃荔枝之後，沒有及時補充碳水化合物，體內的血糖就會不足，需要透過糖質新生作用（Gluconeogenesis）生成肝醣。但是，這兩種毒素會抑制糖質新生作用，從而導致低血糖。這兩種毒素在未完全成熟的荔枝中含量會高一些，成熟的荔枝中含量比較低。所以，只要在「正常吃飯」和「吃成熟的荔枝」的情況下，基本上不會出現「荔枝病」。

■流言四：吃荔枝會檢測出「酒駕」

吹氣測酒駕檢測的是呼出氣體中的酒精含量。荔枝是一種含糖量很高的水果，成熟的荔枝在儲存中可能發酵而產生酒精，吃過之後口腔中會有殘留的酒精。這時候「吹氣」，酒精含量就可能超標。

不過這跟喝酒之後吹氣的情況是不一樣的。這種途徑攝取的酒精量很少，而且主要在口腔中，過幾分鐘或者十幾分鐘再吹就不會超標了。而飲酒後，過幾個小時甚至過夜之後檢測，依然會超標。如果沒有喝酒而只是吃了荔枝被檢測出「酒駕」，可以要求過一會兒再吹，甚至抽血檢驗。血檢的結果才是最準確的，而吃荔枝不會導致血檢酒精含量超標。

敲重點

吃荔枝會導致低血糖、「酒駕」的機率非常低，適量食用是安全的。

13 奶茶的各種騙局

奶茶是年輕人非常喜歡的飲料。許多人認為「奶茶」既有奶的營養，又有茶的功效成分，所以美味又健康。但有媒體根據上海市消費者權益保護委員會發布的「奶茶比較試驗」情況通報，總結出奶茶成分的三大真相，與廣大消費者的心理認知大相徑庭。

■真相一：「無糖奶茶」其實只是「不另外加糖」

情況通報稱：「在二十七杯正常甜度的奶茶中，每杯含糖量介於十一公克到六十二公克，平均含糖量為三十四公克。」

實際上，除了兩個樣品含糖量超過一〇％，其他樣品的含糖量都在一〇％以下。正常甜度的飲料中，含糖量幾乎都在一〇％左右，作為飲料的「奶茶」，這樣的含糖量也算正常，甚至比多數其他種類的飲料還低。之所以每杯的含糖量平均達到三十四公克，是因為奶茶杯的容量大，一般在四百毫升到六百毫升。

而「二十件宣稱無糖的樣品，竟全都測出糖分，平均含糖量為每一百毫升含二·四公克，最少的也有每一百毫升含一·二公克。」如果注意一下檢測結果中糖和脂肪的含量，會發現這些「無糖奶茶」中含糖量都低於或者接近脂肪含量。無論奶茶中的「奶」是來自牛奶、奶粉還是奶精，都含有乳糖或者高果糖漿，其含量跟脂肪相近甚至更高。也就是說，這些「無糖奶茶」中的糖，其實是原料帶入的。**商家宣稱的「無糖」，其實只是「沒有另外加糖」而已。**

正如許多報導中提到的那樣，目前對現製飲料的「無糖」概念沒有進行界定，對包裝飲料「無糖」聲稱的要求是含糖量每一百毫升不超過〇·五公克。把「不另外加糖」等同於「無糖」，算是「灰色地帶」還是「欺騙消費者」，需要監管部門的澄清。

■真相二：「用奶並非『真材實料』」，其實是基於「想像中的真材實料」

「在對蛋白質的檢測中，有十九件樣品的蛋白質含量明顯偏低。」這是一個事實判斷。這裡隱含了一個前提「奶茶中的蛋白質含量應該比較高」，但這只是消費者的心理期望，並沒有法規依據。

目前監管部門沒有對奶茶設立標準，而是將其視為「茶飲料」的一個分支。在中國現行的〈飲料通則〉（GB/T 10789—2015）中，對於茶（類）飲料直接引用了〈茶飲料〉（GB/T 21733—2008）作為標準。而在該標準中，有一個分支是「奶茶飲料和奶味茶飲料」，定義為：以茶葉的水萃取液或其濃縮液、茶粉等為原料，加入鮮乳或乳製品、糖和（或）甜味劑、食用奶味香精等的一種或幾種調製而成的液體飲料。

也就是說，並沒有國家標準要求奶茶中必須加奶，也沒有對蛋白質含量做出要求。現實中，除了少數「鮮奶奶茶」、「原味奶茶」，大多數奶茶中的「奶」都是奶精。

奶精中的脂肪含量遠高於蛋白質，所以賦予奶茶更好的口感，但是蛋白質含量卻很低。這固然跟消費者的期望不同，但指控它們「並非真材實料」也不合理，因為本來就沒有法規限定「真材實料」是什麼。

■真相三：「好喝的奶蓋脂肪很高」，這是真的

在檢測結果中，「四十五件無奶蓋的奶茶脂肪含量在每一百毫升一．一公克到每一百毫升四．四公克，平均為每一百毫升二．七公克」、「六件有奶蓋的奶茶脂肪含量在每一百毫升五．四公克到每一百毫升七．七公克，平均為每一百毫升六．三公克」。

這個結果是顯而易見的。**奶茶口感好，多是脂肪的功勞**。尤其是所謂的奶蓋，無論是正宗的奶蓋（用奶油）還是非真材實料的奶蓋（部分或者全部人造奶油），其中的脂肪含量都很高。

▼ 奶蓋的脂肪含量很高。

45 件 無奶蓋的奶茶脂肪含量	6 件 有奶蓋的奶茶脂肪含量
1.1 公克 /100 毫升～ 4.4 公克 /100 毫升 平均為 2.7 公克 /100 毫升	5.4 公克 /100 毫升～ 7.7 公克 /100 毫升 平均為 6.3 公克 /100 毫升

敲重點

「無糖奶茶」，很可能只是「沒有另外加糖」；奶茶中的奶蓋確實是「脂肪富翁」。

14 泡麵的奇怪謠言

泡麵是一種很方便的食品，有的泡麵還做得很好吃。不過，關於泡麵的謠言一直不斷。

■謠言一：泡麵中有大量防腐劑，危害健康

首先，「食物防腐劑有害健康」是一種誤解。防腐劑在食物中應用廣泛，其作用旨在抑制細菌等微生物的滋生，保護食物營養以及觀感品質。目前批准的每一種防腐劑都進行過安全審核，只要按規範使用，就不會危害健康。

其次，泡麵的含水量非常低，本來就不是適合細菌生長的環境，所以「不需要使用防腐劑」。

■謠言二：吃完一碗泡麵後三十二小時都不會消化

這個謠言來自國外的一個節目。節目中兩名志願者分別吃下泡麵和手工麵條，然後吞下膠囊內視鏡來記錄消化道內的情況。實際上，兩種麵條在吃完後兩個多小時就已經基本消化，而拍攝所用的膠囊內鏡能維持的影像時長只有八小時，無法對麵條消化情況進行連續三十二小時的記錄。這個節目的初衷只是為了觀察加工食品的消化過程，由於只有兩名受試者，結果並不能得出泡麵不好消化，或者有害健康的結論。

■謠言三：泡麵沒有營養

所謂「營養」，是指為人體提供所需要的物質和熱量。泡麵跟米飯、饅頭一樣，主要提供碳水化合物，但跟米飯、饅頭相比，油炸型泡麵還提供更多的脂肪。脂肪也是人體需要的營養成分，但由於現代飲食脂肪含量過高，需要控制脂肪的攝取。作為單一的食品，泡麵的確不能滿足人體的全部營養需求。這不是泡麵本身的問題，任何食品都是如此。**作為食譜的一部分，它跟一般的麵條並沒有本質區別。**所以，吃泡麵時加蛋、蔬菜、肉類等，也可以吃得健康。

謠言四：泡麵含有重金屬

有機構檢測了多種泡麵的調味粉和油包，發現含有鉛、銅、汞等有害物質。媒體宣稱「泡麵含有重金屬，會干擾正常的生理功能，嚴重者還會導致基因突變而誘發癌症」。這條新聞引起了轟動，但完全就是嚇唬民眾。

鉛、銅等重金屬在自然環境中廣泛存在，如依靠土壤和水種植出來的植物，吃草和糧食養殖的動物都含有。所以，**含有重金屬很正常，「有多少」才是問題。**

「不含重金屬」只會有兩種可能：一是沒有去檢測，就像千百年來祖先們吃的食物那樣，不知道它們的存在，自然也沒檢測，就被當作沒有；二是檢測方式不夠先進，檢測不出那麼低的含量，也就被當作沒有。

科學技術的發展使檢測能力越來越強，以前發現不了的物質現在能夠被輕易發現，也就經常被媒體炒作成「××食物中驚現××有害物質」。其實，拿任意食物去檢測，目前的檢測技術都能檢測到不止一種「有毒汙染物」。

謠言五：火腿腸和泡麵不能一起吃，不然鈉的攝取量會超標

泡麵和火腿腸都是含鹽量很高的食品。火腿腸中的含鹽量通常在二%左右，也

就是說，一根五十公克的火腿腸，其中的鹽大約有一公克。泡麵麵條中的鈉含量不算高，但調味包中的鈉含量很高。如果把一包泡麵的麵和調味料全部吃掉，那麼鹽攝取量就差不多相當於一整天的標準了。

所以，泡麵不管是和哪種食物一起吃，鹽攝取量都有可能超標，導致鈉攝取過量，並不僅僅是火腿腸。

敲重點

泡麵不應作為一般食物的取代，而應只是一種應急或者對一般飲食的補充。新鮮的、現做的食物自然是最好的，但是在無法或者不便獲得這類食物時，泡麵仍然是一種很好的選擇，既能迅速解決人的溫飽問題，還能保證基本的食品安全。因此，請不要妖魔化泡麵。

15 有「FDA認證」一定可靠？

美國FDA負責監管美國的藥品、生物製品、獸藥、醫療器械、食品、飼料、化妝品以及放射性的電子產品等。在一百多年的發展歷程中，它逐漸樹立起了專業與權威的形象，在全球也有著很高的威望。

「FDA認證」也成了許多產品品質可靠的標誌。在市場行銷宣傳中，經常能見到廠商宣稱自己或者其產品經過了「FDA認證」。

下面，根據FDA官方網站上的介紹，梳理出他們不做的幾項認證。如果你看到某些產品宣稱相關的「FDA認證」，基本可以判斷為「假貨」。

■FDA不認證公司

如果一種食品、藥品或者醫療器械產品等想要在美國銷售，那麼廠商需要向

ＦＤＡ進行註冊登記。不過**登記的對象是生產設施（即廠房、工廠等），而不是公司本身**。ＦＤＡ有權對登記的生產設施進行檢查，確保它符合ＦＤＡ的規範。

但這種「登記」不代表該設施經過了ＦＤＡ的「審查」，更不代表該公司經過了「ＦＤＡ認證」。

■ＦＤＡ對醫療器械進行分級監管

根據可能產生的風險，ＦＤＡ把醫療器械分成三級進行監管。

風險最大的是第三級，比如人工心臟瓣膜和植入式輸液幫浦，通常需要ＦＤＡ審查認證批准之後才能開始上市銷售。而要獲得批准，生產者必須向ＦＤＡ證明該設備的安全性和有效性。對於這種等級的醫療器械，「ＦＤＡ認證」就代表著權威認可。

中等風險的醫療器械是第二級，比如透析設備和導管。第二級醫療器械只需要廠商證明該設備跟已經合法上市的同類設備「本質相同」就可以銷售了，並不需要經過ＦＤＡ審核。

低風險的醫療器械為第一級，比如手動吸乳器、ＯＫ繃、醫用手套等，只是進行一般監管，甚至不需要備案。

對於第一級和第二級的醫療器械，「FDA認證」都是不實宣傳。

■FDA不認證化妝品

各種香水、化妝品、保溼用品、洗浴用品、染髮劑之類的產品，包括它們所用的成分以及產品標籤，都不需要FDA審查即可上市銷售。FDA要求廠商保證它們的安全和「如實標注」，但並不對其進行審查，所以這些類別的產品宣稱「FDA認證」也是不實宣傳。

■FDA不認證醫用食品

美國的「醫用食品」跟中國的「特醫食品[6]」並不完全相同。前者是針對特定患者或者症狀、需要在醫生監護下食用的食品。中國的「特醫食品」範圍比它要寬

6 特殊醫學用途配方食品，是指為了滿足進食受限、消化吸收障礙、代謝紊亂或特定疾病狀態族群對營養素或膳食的特殊需要，專門加工配製而成的配方食品。

一些，比如宣稱「適合糖尿病患者」的食品屬於「特醫食品」，但並不屬於「醫用食品」。

醫用食品上市前並不需要經過ＦＤＡ審批，只是要求生產設施進行登記備案。所以，在中國，如果某種針對患者的食品宣稱「ＦＤＡ認證」，就必定是騙人的。

■ＦＤＡ不審查認證嬰兒配方奶粉

中國的嬰兒配方奶粉實施註冊制[7]，每個廠商必須把特定的配方進行註冊，獲得批准之後才可以銷售。

而ＦＤＡ並沒有這樣的要求。雖然嬰兒配方奶粉的生產銷售也在ＦＤＡ的監管之下，但ＦＤＡ只是每年對生產設施進行一次檢驗，並對產品進行抽樣分析。只有ＦＤＡ認定一個產品存在安全風險，才會要求下架召回。

不過，國外的嬰兒配方奶粉要進入中國銷售，也需要廠商在中國進行註冊並獲得批准。所以，沒有獲得中國政府批准註冊的嬰兒配方奶粉，在中國是非法產品；而宣稱「ＦＤＡ認證」的嬰兒配方奶粉，則是虛假宣傳。

■FDA不認證膳食補充劑

美國的「膳食補充劑」等同於中國的「保健食品」，中草藥在美國也是作為膳食補充劑來銷售和管理的。中國的保健食品採取備案和審批的「雙軌制」，而美國只有備案，沒有審批認證[8]。

只要在上市的七十五天之前，向FDA備案並提交安全性資料就可以上市銷售。只有在銷售之後出現安全問題，FDA才會去評估該產品的安全性。

簡而言之，任何宣稱「FDA認證」的保健食品，都是虛假宣傳。

■FDA不認證聲稱有「結構—功能」的食品和保健食品

聲稱有「結構—功能」是指一種食物或者食物成分，能夠影響身體的結構或者功能，比如：「鈣能強健骨骼」。

7 適用於一歲以下之嬰兒奶粉係屬特殊營養食品，依食品安全衛生管理法第二十一條，應經衛生福利部查驗登記並發給許可證，始得製造、輸入及上市流通。

8 臺灣的保健食品都需要登記審查。

FDA並不認證這種「結構—功能」聲稱。對於膳食補充劑（保健食品），廠商只需要在上市前三十天向FDA備案，並聲明該聲稱「未經FDA審批」以及該產品「不用於診斷、治療、治癒和預防任何疾病」即可。而對於普通食品，FDA並不要求其備案和加注那兩條聲明。

所以，任何宣稱「FDA認證」的保健品和食品，都是騙人的。

敲重點

美國FDA負責監管的對象有藥品、生物製品、獸藥、醫療器械、普通食品、飼料、放射性的電子產品等，並不負責認證化妝品、醫用食品、膳食補充劑（保健食品）和嬰兒配方奶粉。

後記

科技進步帶來的「餐桌之變」？

不斷發展的科學技術改變著我們的生活。飲食這個最古老、最「接地氣」的領域，也不例外。

從可以資料化的指標和可驗證的證據來看，科技進步帶來的「餐桌之變」有以下這些好處：

- 食物的供給極大豐富。比如以前作為「補品」給老人、患者和孕產婦吃的雞、魚、蛋、奶，現在很多人擔心的是「吃多了會怎樣」。
- 工業化、大規模的生產讓食物的獲得變得極為便捷。不管是包裝食品、外賣食品還是調理包，從根本上說都是為了把人們從廚房裡解放出來，由此獲得更多的休閒時間。

- 技術進步推動了食品生產規模化，也提升了監管的深度和廣度。從食品合格率到事故發生率，食品的安全、營養、美味、便捷性都大大改善了。

- 人們不再滿足於吃飽，而是進一步追求吃好——吃的健康、吃的愉悅。但是，對於食品，人們依然有著許多顧慮，甚至可以說，比以前更不安和焦慮：擔心農藥殘留、食品添加劑、營養不均衡、弄虛作假、擔心被「割韭菜」……。

其實，人們的擔心主要來自以下三個方面的原因：

- 「發達的資訊」。幾乎任何關於食品可能有害的資訊，都會在短時間內觸及每一個人。然後在再次傳播中，不確定性被忽略，有害性被放大，極端的表達被廣泛傳播，淹沒客觀理性的聲音。

- 「人的本性」。人們天生對負面資訊更關注，也更容易相信。比如抽檢一百個樣品，人們會對合格的九十九個樣品視若無睹，視為理所當然，而對不合格的那一個憂心忡忡，總擔心「落在自己頭上」。

• 「不了解」。隨著現代食品科技的發展，生產流程及技術越來越複雜，我們對其知之甚少。由於不了解、不清楚，就會產生對某種食品的不信任與懷疑。

吃飯，是一件很美好的事情——科技的進步，不斷的在為吃飯這件事提供更多、更好的選擇。任何一種成功的新技術、新產品，都是因為其滿足了更多人的需求而成為主流。

所以，面對科技進步帶來的「餐桌之變」，我們不妨花一點時間去了解它的客觀事實。對自己有利，就接受；不喜歡，就拒絕——選擇權，總是在每一位消費者的手中。

國家圖書館出版品預行編目（CIP）資料

餐桌闢謠記：關於食物的謠言與科學真相、拆解商家「養生行銷」背後的邏輯，做個享盡美味與健康的吃貨！／雲無心著 . -- 初版 . -- 臺北市：大是文化有限公司 , 2024.11
352 面 ; 14.8×21 公分 .--（EASY；129）
ISBN 978-626-7539-32-3（平裝）

1. CST：食物　2. CST：營養　3. CST：健康飲食

411.3　　113013105

EASY 129

餐桌闢謠記

關於食物的謠言與科學真相、拆解商家「養生行銷」背後的邏輯，做個享盡美味與健康的吃貨！

作　　者／雲無心
責任編輯／陳映融
校對編輯／黃凱琪
副 主 編／蕭麗娟
副總編輯／顏惠君
總 編 輯／吳依瑋
發 行 人／徐仲秋
會計部｜主辦會計／許鳳雪、助理／李秀娟
版權部｜經理／郝麗珍、主任／劉宗德
行銷業務部｜業務經理／留婉茹、行銷企劃／黃于晴、專員／馬絮盈
助理／連玉、林祐豐
行銷、業務與網路書店總監／林裕安
總 經 理／陳絜吾

出 版 者／大是文化有限公司
臺北市 100 衡陽路 7 號 8 樓
編輯部電話：（02）23757911
購書相關資訊請洽：（02）23757911 分機 122
24 小時讀者服務傳真：（02）23756999
讀者服務 E-mail：dscsms28@gmail.com
郵政劃撥帳號：19983366　戶名：大是文化有限公司

香港發行／豐達出版發行有限公司
Rich Publishing & Distribution Ltd
香港柴灣永泰道 70 號柴灣工業城第 2 期 1805 室
Unit 1805, Ph.2, Chai Wan Ind City, 70 Wing Tai Rd, Chai Wan, Hong Kong
Tel：21726513　Fax：21724355
E-mail：cary@subseasy.com.hk

封面設計／孫永芳　內頁排版／邱介惠　印刷／緯峰印刷股份有限公司
出版日期／2024年11月初版
定　　價／新臺幣 420 元
I S B N／978-626-7539-32-3
電子書 ISBN／9786267539293（PDF）
9786267539309（EPUB）

有著作權，侵害必究

Printed in Taiwan

本書中文繁體版由四川一覽文化傳播廣告有限公司代理，經中國輕工業出版社有限公司授權出版。

（缺頁或裝訂錯誤的書，請寄回更換）